荣 获

◎ 第七届统战系统出版社优秀图书奖

◎ 入选原国家新闻出版广电总局、全国老龄工作委员会
   办公室首届向全国老年人推荐优秀出版物名单

◎ 入选全国图书馆2013年度好书推选名单

◎ 入选农家书屋重点出版物推荐目录（2015年、2016年）

U0206814

乳腺疾病

（第三版）

名医与您谈疾病丛书

学术顾问◎钟南山　陈灏珠　郭应禄　王陇德

葛均波　张雁灵　陆　林

总　主　编◎吴少祯

执行总主编◎夏术阶　李广智

名誉主编◎程怀瑾

主　　编◎程蔚蔚

籍　敏

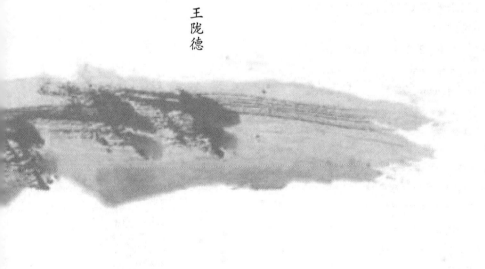

中国健康传媒集团

中国医药科技出版社

内 容 提 要

　　本书根据最新的诊疗指南对乳腺疾病的常识、病因、症状、诊断与鉴别诊断、治疗以及预防保健进行了详细而通俗的讲述，为读者提供实用全面的乳腺疾病防治知识。适用于乳腺疾病患者及其家属阅读，也可供医务工作者参考。

图书在版编目（CIP）数据

乳腺疾病 / 程蔚蔚，籍敏主编 . —3 版 . —北京：中国医药科技出版社，2021.1
（2024.11重印）（名医与您谈疾病丛书）
ISBN 978–7–5214–1983–2

Ⅰ . ①乳…　Ⅱ . ①程… ②籍…　Ⅲ . ①乳房疾病—防治　Ⅳ . ① R655.8

中国版本图书馆 CIP 数据核字（2020）第 163111 号

美术编辑　陈君杞
版式设计　南博文化

出版　**中国健康传媒集团** | 中国医药科技出版社
地址　北京市海淀区文慧园北路甲 22 号
邮编　100082
电话　发行：010–62227427　邮购：010–62236938
网址　www.cmstp.com
规格　710 × 1000mm $^1/_{16}$
印张　13 $^3/_4$
字数　206 千字
初版　2009 年 4 月第 1 版
版次　2021 年 1 月第 3 版
印次　2024 年 11 月第 3 次印刷
印刷　北京金康利印刷有限公司
经销　全国各地新华书店
书号　ISBN 978–7–5214–1983–2
定价　**39.00 元**

获取新书信息、投稿、
为图书纠错，请扫码
联系我们。

《名医与您谈疾病丛书》

编委会

出版者的话

党的十八大以来，以习近平同志为核心的党中央把"健康中国"上升为国家战略。十九大报告明确提出"实施健康中国战略"，把人民健康放在优先发展的战略地位，并连续出台了多个文件和方案，《"健康中国2030"规划纲要》中就明确提出，要加大健康教育力度，普及健康科学知识，提高全民健康素养。而提高全民健康素养，有效防治疾病，有赖于知识先导策略，《名医与您谈疾病丛书》的再版，顺应时代潮流，切合民众需求，是响应和践行国家健康发展战略——普及健康科普知识的一次有益尝试，也是健康事业发展中社会治理"大处方"中的一张有效"小处方"。

本次出版是丛书的第三版，丛书前两版出版后，受到广大读者的热烈欢迎，并获得多项省部级奖项。随着新技术的不断发展，许多观念也在不断更新，丛书有必要与时俱进地更新完善。本次修订，精选了44种常见慢性病（有些属于新增病种），病种涉及神经系统疾病、呼吸系统疾病、消化系统疾病、心血管系统疾病、内分泌系统疾病、泌尿系统疾病、皮肤病、风湿类疾病、口腔疾病、精神心理疾病、妇科疾病和男科疾病等，分别从疾病常识、病因、症状表现、诊断与鉴别诊断、治疗和预防保健等方面，进行全方位的解读；写作形式上采用老百姓最喜欢的问答形式，活泼轻松，直击老百姓最关心的健康问题，全面关注患者的需求和疑问；既适用于患者及其家属全面了解疾病，也可供医务工作者向患者介绍病情和相关防治措施。

　　本丛书的编者队伍专业权威，主编都长期活跃在临床一线，其中不乏学科带头人等重量级名家担任主编，七位医学院士及专家（钟南山、陈灏珠、郭应禄、王陇德、葛均波、陆林、张雁灵）担任丛书的学术顾问，确保丛书内容的权威性、专业性和前沿性。本丛书的出版不仅是全体患者的福音，更是推动健康教育事业的有力举措。

　　本丛书立足于对疾病和健康知识的宣传、普及和推广工作，目的是使老百姓全面了解和掌握预防疾病、科学生活的相关知识和技能，希望丛书的出版对于提升全民健康素养，有效防治疾病，起到积极的推动作用。

中国医药科技出版社

2020年6月

再版前言

乳腺疾病近年来发病率逐年上升，已成为危害女性健康的主要疾病之一，尤其是乳腺癌，严重威胁着我国女性健康。预计到2021年，我国每10万女性中，将有超过100人罹患乳腺恶性肿瘤；而城市女性发病风险高于农村女性。虽然发病率在上升，但是如果能够早发现、早治疗，联合多种治疗手段，乳腺癌可以是预后最好的恶性肿瘤之一；在乳腺癌治疗中采用多学科的综合治疗与全程管理模式，可以使患者的生存质量明显提高。在这一背景下，《名医与您谈疾丛书——乳腺疾病》的再版，意义尤为重大。

本书系统介绍了乳腺疾病的医学知识，旨在提高个体和群体乳腺疾病防治水平。自2009年出版发行后，本书受到乳腺疾病患者及其家属的普遍欢迎，并于2013年进行修订；为及时向读者普及提供相关知识，编委会成员结合近年来乳腺疾病防治的前沿发展，吸收来自诊疗一线的实践经验，修订编纂形成了本书的第三版。

理论是灰色的，而生命之树常青。愿本书内容能对提高我国女性防治乳腺疾病的科普知识贡献微薄之力，为女性的健康保驾护航。

编者
2020年7月

目录

常识篇

病 因 篇

症 状 篇

诊断与鉴别诊断篇

治疗篇

预防保健篇

常 识 篇

- ◆ 正常乳房的外部形态是怎样的?
- ◆ 乳腺小叶结构如何?
- ◆ 乳腺的淋巴是怎样引流的?
- ◆ 乳房的主要生理作用有哪些?
- ◆ 乳房发育初期有哪些特点?
- ◆ ……

正常乳房的外部形态是怎样的？

乳房的形态因人而异，也因种族、遗传、年龄、哺乳等因素而差异较大。黑人女性乳房很长，亚洲女性是小圆锥体或梨状乳房；西方女性差不多是半球形乳房。

我国成年女性的乳房一般呈半球形或圆锥形，两侧基本对称，哺乳后有一定程度的下垂或略呈扁平，对峙于胸前，形状就像两个倒立的逗号。老年妇女的乳房常萎缩下垂且较松软。逗号的尾端叫作"腋尾"或角部，伸向腋腔内。根据中国女性乳房前突长度与乳房基底部的半径比例，可将其外形分为四种类型：圆盘状（或碗状）、半球状、圆锥状和下垂（又称山羊状）四种类型。随着生活水平的提高，我国女性的乳房发育提前，且形态较前更为丰满，半球形最符合国人的审美标准。

乳房位于两侧胸部胸大肌的前方浅筋膜内，其位置亦与年龄、体型及乳房发育程度有关。成年女性的乳房上下界一般位于胸前的第2~6肋骨之间，内缘近胸骨旁，外缘达腋前线，乳房肥大时可达腋中线。乳房外上极狭长的部分形成乳房腋尾部伸向腋窝。青年女性乳头一般位于第4肋间或第5肋间水平、锁骨中线外1cm；中年女性乳头位于第6肋间水平、锁骨中线外1~2cm。

乳房的中心部位是乳头。少女的乳房挺立，乳头位于第4肋间隙或第5肋水平；生育后乳房稍下垂，所以乳头的位置也有降低。正常乳头呈圆锥状突起，两侧对称，色素较深。乳头直径约为0.8~1.5cm，表面呈颗粒状凹凸不平，内有15~25个小孔，为输乳管开口。

乳头周围皮肤色素沉着较深的环形区是乳晕。乳晕的直径约3~4cm，色泽各异，青春期呈玫瑰红色；妊娠期、哺乳期由于色素沉着而加深，呈深褐色，并且永不褪色。

乳房部的皮肤在腺体周围较厚，在乳头、乳晕处较薄。有时可透过皮肤看到皮下浅静脉。乳晕上又有一些小突起，是乳晕腺，是用来分泌油脂、保护娇嫩的乳头和乳晕的。

乳腺小叶结构如何？

乳房主要由腺体、导管、脂肪组织和纤维组织等构成。其内部结构犹如一棵倒着生长的小树。乳房腺体由15~25个腺叶组成，每一腺叶分成若干个腺小叶，每一腺小叶又由10~100个腺泡组成。这些腺泡紧密地排列在小乳管周围，腺泡的开口与小乳管相连。多个小乳管汇集成小叶间乳管，多个小叶间乳管再进一步汇集成一根整个腺叶的乳腺导管，又名输乳管。输乳管共15~25根，以乳头为中心呈放射状排列，汇集于乳晕，开口于乳头，称为输乳孔。输乳管在乳头处较为狭窄，继之膨大为壶腹，称为输乳管窦，有储存乳汁的作用。

乳腺的淋巴是怎样引流的？

乳腺淋巴系统包括乳腺内的淋巴管和由乳腺向外引流的淋巴管及区域淋巴结。乳腺有丰富的淋巴管，并相互吻合成丛。乳房内的淋巴管网非常丰富，它由皮肤、乳腺小叶和腺泡周围间隙的淋巴网组成，并与整个胸、颈、腋、腹部等处的淋巴网相连通，可分为深浅两层：浅层，沿乳腺的各级导管向乳晕、乳头下集中，形成乳晕淋巴丛（Soppey丛），然后再经毛细淋巴管注入深层淋巴管网；深层淋巴管网，存在于胸筋膜上。乳房淋巴管，只有向外的流出道，无向内的流入道。

乳房的皮肤、皮下结缔组织及乳腺实质的淋巴管丛汇合为集合淋巴管，最后汇合为较粗的输入淋巴管进入局部淋巴结。另外，淋巴管之间尚有交通，进入输乳管的淋巴液有时可循短路绕过前面的淋巴结而进入下一站淋巴结。在淋巴管与小静脉之间亦有许多吻合存在，淋巴液可不经局部淋巴结而直接进入血流。

1.与乳房有关的淋巴结

（1）腋淋巴结：一般认为，腋淋巴结总数为30~60个，沿腋窝神经、血管排列。根据解剖学，可将其分为前群、外侧群、后群、中央群、尖群。临床上，根据淋巴结所在的部位与胸小肌边缘的关系，将腋淋巴结分为内组、中组、外组。

（2）胸肌间淋巴结：又称Rotter淋巴结，位于胸大、小肌之间，平均1.4个，沿胸肩峰动脉胸肌支排列，有学者将其划归腋淋巴结，是乳腺癌转移的重要途径之一。

（3）胸骨旁淋巴结：又称乳内淋巴结、胸廓内淋巴结。沿胸廓内动、静脉分布，在解剖学上具有血行转播的途径，其重要性不言而喻。

（4）肋间淋巴结：可分为前、中、后三群，每个肋间有2~3个淋巴结不等，当乳腺癌侵入肋间肌时，癌细胞有可能进入胸导管或锁骨上淋巴结。

（5）锁骨上淋巴结：属颈深淋巴结的下组，位于锁骨内侧1/3后方，以往认为一旦锁骨上淋巴结发生转移，则预示癌细胞已进入血液循环转移全身，故在1987年AJCC/UICC的TNM分期中，将锁骨上淋巴结转移定位M1期（Ⅳ期）。但近年的研究发现，如经积极治疗，锁骨上淋巴结转移者的无复发生存率和总生存率与Ⅲb病例相似，明显优于Ⅳ期者。因而将锁骨上淋巴结转移者定为远处转移，会暗示患者已不可治愈，从而导致部分病例治疗不足，故在2002年的AAJCC最新的TNM分期中将同侧锁骨上淋巴结转移列为N3，而不是M1。

上述淋巴结中，最重要的是腋窝淋巴结和内乳淋巴结，它们是乳腺癌淋巴转移的第一站。

2.乳房淋巴向外引流有4条途径

（1）乳腺外侧部及中央的集合淋巴管，向外上方走行，经过胸大肌外缘，沿胸外侧动、静脉向上，注入腋淋巴结的前群及中央群。

（2）乳腺内侧部的集合淋巴管，向内侧走行，穿过胸大肌和第1~5肋间隙，注入胸骨旁淋巴结。

（3）乳腺底部的集合淋巴管，穿过胸大肌，经胸肌间淋巴结或直接沿胸小肌上缘，注入腋淋巴结尖群，亦可沿胸小肌下缘注入腋淋巴结中央群和前群。另外，一少部分集合淋巴管向后注入肋间淋巴结。

（4）乳腺内上部的部分集合淋巴管有时可穿过胸大肌，向上直接注入锁骨上淋巴结。

另外经腋窝部淋巴结，还可以转移至锁骨下淋巴结和锁骨上淋巴结；经乳房内动脉旁淋巴结，可以转移至锁骨下淋巴结和锁骨上淋巴结，也可以转移至胸内纵隔淋巴结。

一般认为，腋淋巴结接受乳腺淋巴引流的75%~80%，胸骨旁淋巴结接受20%~25%。

3.病理性引流途径

（1）当肿瘤较大，阻碍乳腺实质的淋巴液按正常通路回流时，产生淋巴逆流，癌细胞可随乳腺皮肤淋巴管内的逆流淋巴液转移至对侧乳腺、对侧腋窝、胸及腹壁皮肤，或沿腹直肌鞘层转移至肝脏。

（2）当癌肿侵及胸大肌、胸小肌时，可循胸大肌、胸小肌的淋巴引流转移到腋淋巴结或锁骨上淋巴结及胸骨旁淋巴结。

（3）癌肿侵及肋间肌时，则可随肋间的集合淋巴管转移到胸骨旁淋巴结及肋间后淋巴结。

（4）胸骨旁淋巴逆流，造成癌的肝转移。

乳房的主要生理作用有哪些？

乳房是哺乳动物特有的器官，一般成对生长，两侧对称。人类乳房仅有来源于外胚层的胸前一对，是人类女性重要的特征，历经自胚胎期、幼儿期、青春期、妊娠期、哺乳期和老年期等不同时期。乳房的生理功能主要有以下几方面：

（1）哺乳：乳房是哺乳动物所特有的哺育后代的器官，乳腺的发育、成熟，均是为哺乳活动作准备，因此哺乳是乳房最基本的生理功能。在产后大量激素的作用及婴儿的吸吮刺激下，乳房开始规律地产生并排出乳汁，供婴儿成长发育之需。

（2）第二性征：乳房是女性第二性征的重要标志。一般来讲，乳房在月经初潮之前3~5年即已开始发育。1996年天津市调查资料显示，9岁时女孩乳腺发育者达到1/3，10岁时过半，13岁基本全部发育。乳房是最早出现的第二性征，是女孩青春期开始的标志。另外拥有一对丰满、对称而外形漂亮的乳房也是女子健美的标志之一。不少女性因为对自己乳房各种各样的不满意而寻求做整形手术或佩戴假体，特别是那些由于乳腺癌手术而不得不切除患侧乳房者。这正是因为每一位女性都希望能够拥有完整而漂亮的乳房，以展示自己女性的魅力。因此，可以说，乳房是女性形体美的一个重要组成部分。

（3）参与性活动：在性活动中，乳房是女性除生殖器以外最敏感的器官。在触摸、爱抚、亲吻等性刺激时，乳房的反应可表现为：乳头勃起，乳房表面静脉充血，乳房胀满、增大等。

随着性刺激的加大，这种反应也会加强，至性高潮来临时，这些变化达到顶点，消退期则逐渐恢复正常。因此，可以说乳房在整个性活动中占有重要地位。了解乳房在性生活中的重要性，会帮助新婚夫妇及那些性生活不和谐者获得完美、和谐的性生活。无论是在性欲唤起阶段还是在性兴奋已来临之时，轻柔地抚弄、亲吻乳房均可以刺激性欲，使性兴奋感不断增强，直至达到高潮。

乳房发育初期有哪些特点？

在幼年时期，女孩的乳房是扁平的，只有乳头稍稍突起。到青春期，女孩的乳房开始隆起、增大，乳头和乳晕也相继增大，颜色加深。渐渐地，乳房形成盘状，再继续增大则呈半球形。

那么，青春期的乳房外观为什么会发生这么大的变化呢？这是因为在青春期，女孩身体内的激素水平正悄悄地发生着巨大的变化。一般认为，青春发育的开始，是由于下丘脑分泌促性腺激素释放激素（GnRH）增加，激活下丘脑-垂体-卵巢轴的活动，继之，垂体分泌大量的卵泡刺激素（FSH）和黄体生成素（LH），使卵巢类固醇激素分泌增加。在雌激素、孕激素、催乳素以及肾上腺皮质分泌的雄激素等激素的共同作用下，乳腺开始生长，主要表现为乳腺导管延伸，管腔稍加宽，管周间质增多而疏松，血管丰富。与此同时，身体脂肪的分布发生改变，出现腋毛和阴毛，身高迅速增加。当卵巢内膜细胞能分泌足够量的雌激素时，则引起子宫内膜增生，导致月经来潮。此后，随着雌、孕激素的分泌进一步增多，小导管末端的基底细胞增生，形成腺泡芽，管腔逐渐形成，最终形成乳腺小叶结构。

在发育过程中，有些女孩的乳房会有膨胀感，有的甚至感到疼痛或触痛，这是正常现象。另外，由于这一时期的乳腺组织对激素的敏感程度是不均匀的，所以乳房不同部位的腺体发育可能也是不均衡的，有的局部可出现小结节，随着乳腺的进一步发育，这些小结节会自然消失。

对于睾丸大小及生殖器官解剖正常并有男性化表现的男孩，仍可发生乳腺发育，而且发育程度低且不规则，不形成小叶，发育时限也较女孩为短。表现为乳房稍有增大，乳晕直径增加。约有60%~70%的男孩此时于乳头下可触及小硬结，质韧，伴有轻度触痛，一般在1~2年内可消失。如仍未消失甚至进一步增大，则考虑为男性乳腺异常发育，临床称为"男性乳腺肥大症"。必要时可考虑手术将其缩小。临床可选用不能转化为雌激素的二氢睾酮行内科治疗，乳腺组织经过16周的治疗，其中大约70%可发生退化。

内分泌激素对乳房的作用有哪些？

女性乳腺作为女性生殖系统的一部分，其生理变化受到神经体液的调节，即在神经系统的控制下，通过下丘脑、垂体卵巢激素的作用，对乳腺的生理过程进行复杂而精细的调控。乳房是多种内分泌激素的靶器官，因此，乳房的生长发育及其各种生理功能的发挥均有赖于各种相关内分泌激素的共同作用。如果其中的某一项或几项激素分泌紊乱，或各种激素之间的平衡失调，必然会直接或间接地影响着乳腺的状况及其生理功能。

1.对乳腺发生直接作用的激素

雌激素（estrogen，E）：主要由卵巢的卵泡细胞产生，是直接刺激乳房生长、发育的重要激素。肾上腺和睾丸亦可分泌少量雌激素，妊娠中后期的雌激素则主要来源于胎盘的绒毛膜上皮。雌激素在体内有3种类型，即雌酮、雌二醇、雌三醇，其中以雌二醇的活性最强，是雌酮的10倍。在青春发育期，卵巢的卵泡成熟，开始分泌大量的雌激素，雌激素可促进乳腺导管的上皮增生，乳管及小叶周围结缔组织发育，使乳管延长并分枝。雌激素对乳腺小叶的形成及乳腺成熟，不能单独发挥作用，必须有完整的垂体功能系统的控制。雌激素可刺激垂体前叶合成与释放催乳素，从而促进乳腺的发育；而大剂量的雌激素又可竞争催乳素受体，从而抑制催乳素的泌乳作用。在妊娠期，雌激素在其他激素如黄体素等的协同作用下，还可促进腺泡的发育及乳汁的生成。外源性的雌激素可使去卵巢动物的乳腺组织增生，其细胞增殖指数明显高于正常乳腺组织。雌激素还可使乳腺血管扩张、通透性增加。

孕激素（progesterone，P）：又称黄体酮或黄体素，主要由卵巢黄体细胞产生，妊娠期由胎盘分泌。孕激素中最具生理活性的是黄体酮，其主要作用为促进乳腺小叶及腺泡的发育，在雌激素刺激乳腺导管发育的基础上，使乳腺得到充分发育。大剂量的孕激素抑制催乳素的泌乳作用。孕激素对乳腺发育的影响，不仅要有雌激素的协同作用，而且也必须有完整的垂体功能系统。实验表明，在切除垂体的去势大鼠，乳腺完全缺乏对黄体酮的反应。孕激素可能是通过刺激垂体分泌催乳素，也可能是通过提高乳腺上皮细胞对催乳素的反应性而与其共同完成对乳腺的发育作用。在体内，雌激素和孕激素需要适当比例，才能使乳腺得到正常发育。如果二者比例失调，如雌激素过多时，乳腺的导管和纤维结缔组织增生，可引起乳腺纤维囊性增生症或纤维腺瘤。

2.对乳腺起间接作用的激素

卵泡刺激素（follicle-stimulating hormone，FSH）：由垂体前叶分泌。主要作用为刺激卵巢分泌雌激素，从而对乳腺的发育及生理功能的调节起间接作用。

促黄体生成素（luteinizing hormone，LH）：由垂体前叶分泌。主要作用为刺激产生黄体素，从而对乳腺的发育及生理功能的调节起间接作用。

催产素（oxytocin）：由垂体后叶分泌。在哺乳期有促进乳汁排出的作用。

雄激素（androgen）：在女性由肾上腺皮质分泌而来。小量时可促进乳腺的发育；而大量时则可起抑制作用。

其他激素：如生长激素（growth hormone，GN）、肾上腺皮质激素（adrenocortico-hormone）、胎盘激素、甲状腺素（thyroxine）及胰岛素（insulin）等，这些激素对乳腺的发育及各种功能活动起间接作用。

影响乳房正常发育的因素有哪些？

乳房的生长发育主要受生殖内分泌轴系的多种激素的影响，如脑垂体分泌的促性腺激素、泌乳素，卵巢分泌的雌激素和孕激素；此外还需要肾上腺和甲状腺分泌的激素、垂体分泌的生长激素等的作用，乳房的发育才能充分、完善。如果上述器官、腺体、激素水平的功能和调节发生障碍，就会影响乳房的发育。乳房发生问题不是一个孤立的现象，这是整个第二性征的表现之一，所以在判断乳房发育是否正常时必须结合其他第二性征一起进行分析。如果其他性征发育都正常，唯独乳房不发育，那很可能是乳房本身的问题，如乳房对上述激素不敏感，也可能是某个特定激素的水平不正常。如果整个第二性征都未发育，那么就需要去医院认真检查了。

除上述激素的直接影响外，乳房发育还会受到遗传因素、营养、气候条件、环境等多种因素的影响，甚至包括日常生活习惯，如姿势、锻炼、情绪等。对于大众而言，通过改变生活习惯来保持乳房的健康是最简单有效的方法。①姿势：长期从事案头工作的人应讲究伏案姿势，人不坐正或强倾过度，重心就会偏移，使胸部与桌面贴近，最终会使乳房处于被挤压的不利状态。压迫时间一长，皮下组织的正常活动和乳房就会出现不适及疲惫、刺痛。久而久之，乳房内的各组织会因生理需求紊乱而萌生疾病。因此伏案时要养成上身基本挺直的习惯，胸部与书桌应相距10厘米左右。②锻炼：体育锻炼不适当也会造成形体异常和女性乳房的正常发育，还会影响正常的生理功能。有些进入青春期的女孩，为追求乳房的尽早成型，强迫自己每日负重训练，或用丰乳器助力，这种方法很不妥当，原因在于健康女孩的乳房达到一定年龄，自然会丰满，这是体内神经、激素互相作用的必然结果。而过早给胸部施加压力，反而会影响乳房内腺体的结构，影响其发育。③情绪：要尽量可能地避免情绪上的大起大落，因为乳腺组织受神经体液的支配，尤其在月经期，体内雌性激素水平偏高，可刺激乳腺管增生，届时会暂时出现胸闷不适、乳房肿胀有硬块等情况。如此阶段情绪波动、烦躁不安，便可扰乱神经及内分泌系统的代谢，加重乳房的负担及疼痛。因此经常保持愉快的心情有益于乳房的健康。

乳房正常发育年龄应该是几岁？

以往认为女孩的青春期一般开始于13~15岁，也可能更早或更晚些。在美国，95%的女孩于8~13岁（平均10.5岁）乳房开始发育，中国女孩乳腺发育在11~14岁。近年来，大城市女孩的发育有提早的趋势，有些自9~10岁即已开始，这可能与营养状况的改善和饮食结构等改变有关。女孩的性发育从乳腺的发育开始，一般3~5年后，月经初潮来临。月经的来潮是女子性器官和乳腺发育进入成熟期的标志。但月经初潮后，大多数女孩的乳腺仍会继续发育1~2年，直至发育到成年人的成熟的乳房形状。女性乳房从开始发育到成熟，一般要经历4~6年的时间。乳房发育的早晚、快慢，发育过程的长短以及发育的程度，存在着很大的个体差异，因此，当您的乳房发育与别人的不完全一样时，不必惊慌，大多数情况下稍有不同是正常的。

月经期乳房有哪些变化？

成年妇女在下丘脑、垂体、肾上腺及卵巢产生的激素的作用下，乳腺的形态和结构随月经周期发生周期性变化。乳腺是雌激素的靶器官，在月经周期的前半期，受卵泡刺激素的影响，卵泡逐渐成熟，雌激素的水平逐渐升高，乳腺出现增殖样的变化，表现为乳腺导管伸展，上皮增生，腺泡变大，腺管管腔扩大，管周组织水肿，血管增多，组织充血。排卵以后，孕激素水平升高，同时，催乳素也增加。到月经来潮前3~4天，小叶内导管上皮细胞肥大，叶间和末梢导管内分泌物亦增多。因此，月经前可感到乳房部位不适，发胀，乳房变大，紧张而坚实，甚至有不同程度的疼痛和触痛，且有块物触及。月经来潮后，雌激素和孕激素水平迅速降低，雌激素对乳腺的刺激减弱，乳腺出现了复旧的变化，乳腺导管上皮细胞分泌减少，细胞萎缩、脱落，水肿消退，乳腺小叶及腺泡的体积缩小。这时，乳房变小变软，疼痛和触痛消失，块状物也缩小或消失。数日后，随着下一个月经周期的开始，乳腺又进入了增殖期的变化。月经周期的无数次重复，使乳腺总是处于这种增殖与复旧、再增殖再复旧的周期性变化之中。

哺乳期乳房的保健特点是什么？

绝大多数的急性乳腺炎发生于哺乳期妇女，因此了解哺乳期乳房的保健特点非常重要。胎儿娩出后，乳腺呈现哺乳期变化。在产后的2~3天内，产妇的乳房在垂体分泌的大量的催乳素的作用下，会迅速胀大而坚实，产妇会感觉胀痛难耐。在轻轻用手按摩或经过小婴儿的吸吮后，可分泌出"初乳"。此后，随着规律哺乳的建立，"初乳"变成"成乳"，产妇的乳房会规律地充盈、排空，再充盈、再排空。乳房虽因哺乳而变大了许多，但只要注意哺乳期卫生及保健，避免发生感染等问题，一般不会感觉乳房疼痛不适，只是在喂奶之前会感觉乳房发胀，有时乳汁会自行溢出，喂奶之后随着乳房的排空，胀感消失。某些情况下乳汁会成为细菌的良好培养基，因此保持乳管的通畅、乳头的清洁及防治哺乳期乳头的破损是减少哺乳期乳腺炎的重要措施。

为什么有些人会有副乳腺？

乳腺是哺乳动物共有的特征性结构，人类乳腺来源于外胚层。在胚胎发育至第6周时，于胚胎的腹面从腋下到腹股沟的"乳线"上，有6~8对乳腺始基形成。正常情况下，胚胎发育至第9周时，除胸前区位于第5肋间的一对乳腺始基能保留并继续发育外，其余的均退化、消失。如果其余的乳腺始基中某一对（或几对）未消失，就会在出生后发育成多余的乳房或乳头，这就是副乳（多乳或多乳头）。副乳男女均可发生，发生率为1%~5%，发生部位常见于腋窝或胸前部，多对称分布。多数副乳仅有一对，但亦可出现单个或一对以上者。若有乳头形成并伴有其下方的腺体组织者，称为完全性副乳；若仅有乳头而没有乳腺实质，或仅有两侧对称的局限性凹陷或皮肤色素沉着而没有乳头者，称为不完全性副乳。完全性副乳常见于腋下，体积较大，可同乳腺一样受内分泌激素的影响，如雌激素、孕激素及催乳素等，因此亦可随着月经来潮而发生周期性的变化，妊娠期增大较明显，哺乳期可有泌乳。不完全性副乳可发生于胸前或其他部位，体积较小，通常只有副乳头，受内分泌激素的影响较小。

发现自己有副乳时，不用恐惧。如果属于不完全性副乳，则通常是毫无感觉的，极少发生病变；如果属于完全性副乳，则应注意观察、体会副乳的变化规律，一旦发现有异常情况，及时就诊。对于过大的副乳腺，如果感觉对生活和心理有太大影响，也可以选择手术切除。

乳头溢液要注意什么问题？

1.溢液是真性还是假性

真性溢液是指液体从乳腺导管内流出，临床中需要与假性溢液相区别。假性溢液常见于乳头凹陷者，由于乳头表皮脱落细胞积存于凹陷处，引起少量形似液性豆渣样的渗出，时常有臭味，一旦拉出凹陷乳头，保持局部清洁，"溢液"即会消失；此外由于乳头表浅糜烂或乳腺导管瘘继发感染而引起的乳头部的炎性渗液，也属于假性溢液。我们这里所说的乳头溢液一般是指真性乳头溢液。

2.溢液是双侧还是单侧

一般来讲，如果为双侧乳头溢液，则可能是生理性或全身性病变。如新生儿刚出生时，从母体血中带来的雌激素水平较高，在出生后的1~2周内可以有少量的乳汁分泌；女性进入围绝经期，由于内分泌紊乱会使部分妇女分泌少量乳汁。以上都属生理情况，不是病态。但双侧乳头溢液也可以是病理的，如一种叫溢乳–闭经综合征的病，是由于垂体微腺瘤引起，除溢乳外还伴有闭经、头痛、视野变窄，血中催乳素升高等。脑部CT检查可确诊。另一种双乳头溢液见于少许乳腺增生的患者。如果为单侧乳头溢液，则可能是病理性改变，并多为局部病变，如乳腺导管良性病变及乳腺癌等。

3.溢液是单孔还是多孔

乳头有15~25个乳管的开口。出现溢液时要观察液体从哪一个或几个开口溢出。单孔溢液多见于某一支导管的病变如导管内乳头状瘤、导管内乳头状癌等。多孔溢液可能是生理性的、药物性的、全身良性疾病或乳腺增生症，生理性多见于病变范围较大者，如乳腺导管扩张综合征、乳腺增生症等。

4.溢液是自行外溢还是挤压后溢出的

前者多为病理性的，乳癌患者约有13%有自发性溢液史。良性或生理性溢液以挤压后溢液多见。如果溢液为自行溢出，则通常说明导管内积存的液体较多，并仍在不断分泌，以范围较大的病理性溢液可能性大；如果溢液为挤压而出，则说明导管内积存的液体较少，而挤压某部位后溢液常可提示该部位可能为病变所在。

5.溢液的性状

仔细观察、辨识乳头溢液的性状，对于寻找溢液的原因意义重大。乳房不同的疾病，其溢液时的性状也不一致。具体如下。

（1）乳汁样溢液：多为生理性，发生于断奶后或流产后的近期，不是癌症的表现。乳汁样溢液常表现为非哺乳期双侧多孔自行溢出，其色泽和性状犹如脱脂乳汁，多为下丘脑功能紊乱，血中催乳素水平异常升高引起。

（2）脓性溢液：常发为单侧，自行溢出或挤压而出，多呈绿色或乳黄色，浓稠，脓样，可带血液，多见于炎性乳房疾病，如乳腺导管扩张综合征。

（3）淡黄色溢液：是最常见的一种溢液，浆液性溢液常为挤压而出，少数亦可为自行溢出，经常将衣服浸湿，可发为单侧或双侧，溢液呈稀薄透明微黄色或棕褐色或呈黏稠状。几乎见于各种乳腺疾病，以乳腺增生症为多见。多为良性乳腺病引起，如乳腺增生症、乳腺导管扩张综合征及导管内乳头状瘤等，少数浆液性溢液可因乳腺癌或导管内乳头状瘤引起；也有一部分为乳腺癌。因此，这是需要提高警惕的。

（4）血性溢液：可为鲜红色、咖啡色、淡黄色、褐色等不同的颜色，常发为单侧，自行溢出或挤压而出。此种溢液是危险的信号，应高度警惕，其中50%~75%为导管内乳头状瘤，15%为乳腺癌。如血性溢液发生于绝经后，则75%是乳癌。由于恶性病变更易引起血性溢液，故临床对于血性溢液患者更应警惕恶性病变的可能。

（5）清水性溢液：无色透明，偶有黏性，溢出后不留痕迹。这种溢液可能是乳腺癌的信号，应进一步检查。水样溢液常为单侧发病，溢液呈稀薄无色如清水样，常因肿瘤而引起，有学者指出，约有50%左右的水样溢液可能为癌。

总之，乳头溢液是一个重要的乳房症状，其中10%~15%可能是乳癌。出现症状要及时到医院就诊，做溢液涂片细胞学检查。B超检查、钼靶照片也有相当的准确率。选择性病变导管造影检查是乳头溢液常用的一种检查方法，对有乳头溢液的良恶性的鉴别诊断具有较大的价值，随着乳管导管镜技术的不断成熟，乳头溢液的定位和定性诊断有了更好的方法。

乳房大小不对称怎么办？

女孩子随着年龄的增长，受内分泌的影响，除生殖器官逐渐开始发育外，在性激素的作用下，乳腺也会开始发育。脂肪也会逐渐均匀地分布在胸部、臀部，显现出少女的身材。这种现象就是医学上所说的"第二性征"。

通常情况下，女孩子进入青春期后，乳腺在发育过程中，可能一侧略早，也可能双侧同时发育，这都是正常的，不必紧张。在生理发育过程中慢慢就会对称了。而从医学的角度讲，乳房发育不对称的原因可以分为生理性和病理性两个方面。

1.生理性原因

青春发育期少女的两侧乳房一大一小，通常是因为乳房中一种叫"乳芽"的物质对体内雌激素、孕激素敏感性强弱不同造成的。敏感性较强的一侧乳芽先发育，生长较快就会显得比较丰满一些；敏感性较差的一侧乳芽因为发育迟缓，生长比较慢就会看起来小一些。还有一种原因是肢体的不对称性活动会影响局部的血液循环。比如，长期进行一侧上肢或胸肌的运动，就会造成单侧乳房发育得比较快一些。另外，习惯性睡眠姿势，长期偏于一侧睡也会出现乳房发育不对称现象。还有比较容易忽视的一点是女孩子在乳房发育日臻成熟时，如果不用文胸支持乳房，也会使乳腺负担不均匀。因为乳房没有肌肉组织，只有腺组织和脂肪，支撑它们的是结缔组织。这种结缔组织像一张绷紧的纤维网，起着支撑的作用。但是，它和肌肉组织不同，没有弹性。因此，少女在乳房发育过程中没有做到适时穿戴文胸，也可能出现乳房发育不均匀的现象。

2.病理性原因

先天性的一侧乳房不发育、后天性的一侧乳房损伤、一侧乳房的外伤或炎症，或者一侧乳房有肿瘤或其他病变时，也会出现两侧乳房发育不对称的现象。一般来讲，青春期的女生胸部大小不均匀属于正常现象，只要没有肿块或者疼痛都不需要太过担忧。但是，如果已经过了青春期而乳房还是发育不匀称，最好还是去正规医院检查诊断一下。

不对称的乳房对健康有影响吗？青春期是女性一生中的重要阶段，乳房的发育、成型基本在这一阶段完成。如果属于青春期生理性的双侧乳房不对称，那么随着身体逐渐发育成熟，乳房与性腺之间就会逐渐完成"磨合期"，建立起稳定的联系，两侧乳房也就会逐渐趋向对称。这种对青春期女生的身体健康不会产生影响，女孩子完全不必为这种现象感到自卑、苦恼，更不必手术干预。在这里还要特别强调的是，千万不要随意用药！有些女生由于自己胸部发育不匀称，感到苦恼，又不敢或者羞于向家长、医生开口询问，所以就"病急乱投医"！有不少这样的真实案例，因为听信所谓"偏方"给乳房局部敷药，不但没有治好乳房的发育不平衡，还让自己吃了不少苦头，对健康造成了不小的损害。就像人的其他对称性器官也不是绝对对称一样，两侧乳房稍有大小、形态的不一致，也是正常的，并无大碍，大可不必为此不安。一般来讲，这种情况不会影响结婚、生育，但却失去了女性特有的曲线美。因此，可在青春期乳房发育完全后，择期行假体植入法隆乳术，使原本扁平的一侧乳房与健侧一样丰满，恢复女性的风采和自信。另外经产妇在哺乳时，母亲常习惯于某一侧方向怀抱乳儿授乳，使两侧乳房授乳机会不均等，机会多的一侧在断乳后，较对侧更易萎缩退化而变小。这种情况一般无不适感，也不会影响生活。可进行较小乳房一侧的胸肌锻炼，并可对较小乳房进行按摩。如果在哺乳时，注意两侧乳房交替授乳，机会均等，则可以避免此种情况的发生。此外，如果以往两侧乳房是大致对称的，而新近出现了不对称情况，如一侧乳房增大、一侧乳房皮肤颜色改变或皮肤出现小凹陷、一侧乳头回缩或抬高，有时还伴有疼痛、痒感、乳头出水等症状和体征时，应予以特别重视。这种情况应立即去看医生，进行有关检查，以尽早发现可能的病变。

乳头凹陷要注意什么问题？

乳头凹陷是女性的常见病。引起乳头凹陷最为常见的原因有如下几种：①衣着过于紧束。特别是女性在乳房发育期内衣过紧，很容易导致乳头凹陷。②乳罩使用不当。乳罩过小、过紧，使用过早，都会引起乳头凹陷。③乳头凹陷与遗传也有一定关系。临床观察发现，家族中女性有乳头凹陷史者，下一代罹患乳头凹陷的可能比正常人要高。

乳头凹陷是有办法纠正和治疗的，但关键在于预防。

乳头凹陷应从少女时期抓起。凡是母亲、姨妈等直系亲属中的女性有乳头凹陷者，其女孩应作为预防的重点对象。防止乳头凹陷要注意的问题：

①少女要根据乳房的大小佩戴尺寸合适的乳罩，保证乳头能够良好发育。可以将乳罩的前端相当于乳头的对应部位开一个洞，戴上乳罩后恰好能将内陷的乳头挤出来。贴身内衣应穿棉制品，并经常换洗。②防止挤压。内衣、乳罩适当，不可过紧，对于乳房较大的少女，更应注意乳房的宽松。对于有俯卧习惯的少女，则要及时纠正，防止乳头遭受挤压而加重乳头凹陷的程度。③呵护乳头。罹患乳头内陷的产妇分娩后，应特别关照乳头的保健和卫生。乳头有轻度凹陷者，适当增加婴儿的吸吮次数，同时注重保护乳头，注意哺乳后清洗，谨防感染。一旦发生乳头红肿，应及时去医院诊治，防止形成乳腺炎。

为什么月经前会有乳房胀痛不适？

经前觉得乳房胀痛，有时还能摸到痛感的硬结，这是因为乳房的腺体与子宫内膜一样，也会随着月经周期的变化而出现经前增生期和经后复原期的变化。经前增生期是月经来潮前7~10天，此时由于雌激素及孕激素浓度增高，抗利尿激素功能亢进，醛固酮分泌增多，使乳腺管扩张，上皮细胞增生肥大，乳腺管周围基质水肿而引起压迫症状，出现疼痛，同时，乳腺幼稚纤维增加，淋巴细胞浸润，乳房增大，雌激素导致乳房的乳管增生，孕激素则导致乳腺小叶生长。这些变化造成妇女乳房肿胀、疼痛等现象。经期复原期是指月经来潮后，体内的雌激素、孕激素及抗利尿激素分泌量减少，乳管变小，上皮细胞萎缩，乳腺幼稚纤维减少，乳房胀痛的症状也就随之消失。可以这样说，自觉乳房胀痛，那就提醒你，月经即将"光临"了，有人将月经来潮之前比喻为"涨潮"，乳房会胀痛，月经之后是"退潮"，乳房胀痛随之减轻或消失，这很恰当。因此，月经来前乳房胀痛是正常的生理现象，如果月经前乳房胀痛时间明显提早，或者程度加剧影响正常生活，或者伴有乳房肿块，就应到医院进一步诊断治疗。

乳房自查适宜在月经周期的什么时间进行？

尽早就诊是一个重要的原则，而选择最佳就诊时间是提高体格检查诊断正确率的重要手段。绝经期以前的女性，因为在一个月经周期的不同时相中，受各种相关内分泌激素的影响，乳腺会发生一些生理性的增生与复旧的变化，造成乳腺组织处于不同程度的充血、水肿，继而消退的动态变化之中，这些变化可能会对检查真正的乳房肿块的位置、大小、性状等造成一定的干扰，从而影响乳房肿块性质的判断。一般认为，在月经来潮的第10天左右是检查乳房的最佳时机。因为此时雌激素对乳腺的影响最小，乳腺处于相对静止状态，乳腺的病变或异常最易被发现。对于绝经期以后的女性，由于已不再有月经，故可选择自己和医生都方便的时间来就诊即可。另外，应提醒您注意的是，在乳房自我检查或普查中，或在做其他检查时无意中发现了乳房病变，均应及早就诊，不要因为工作忙等而忽略了看病。还要注意在看过一次病以后，一定要遵医嘱继续复诊，包括坚持治疗及定期复查。有些患者在良性乳腺病临床缓解后，很长时间不再做定期复查，以至于若干时间后原有的良性病变发生了恶变，失去了在恶变发生之前予以监控及采取必要的防范措施的时机。还有些肿瘤患者，在术后不能坚持到医院做定期复查及必要的放、化疗等，有时肿瘤已出现复发或转移都未必知道。

假体隆乳手术后可以哺乳吗？

隆胸手术是将隆胸假体是放在胸大肌的下方或是乳房的下面，该手术不损伤乳腺组织。所以，原则上讲隆胸术是不影响生育哺乳的。隆乳手术的切口有3种：乳房下、乳晕部和腋下。植入物可置于乳房组织之下的乳房与肌肉之间，或是肌肉之下。置于肌肉下有两个缺点：乳房看起来平坦，且可能随着肌肉的动作而移动。但同时又具有两个优点：挛缩的危险较小；而且更重要的是，似乎不会遮住未来可能发生的癌症。但是经常做运动的人或乳房本身是圆锥形的人，为了要做出满意的胸部，常选择把假体放置在乳腺组织后面,而不是胸大肌的后面,这种情况就可能对哺乳有影响。因此这些手术必须在有资质的医疗机构进行,否则出现乳腺组织感染的机会增多,一旦形成脓肿,则必须手术取出假体,这样会不同程度影响日后哺乳。

母亲哺乳期服药还可以喂奶吗?

哺乳期母亲用药应慎重,因为有些药物亦可随乳汁而进入婴儿体内,对婴儿产生一定的影响。所以,除非必须,哺乳期母亲以不用任何药物为好。哺乳期用药禁忌具体如下。

(1)西药:①抗生素类,如四环素、氯霉素、红霉素、磺胺药、异烟肼等药自乳汁分泌较多,可能对乳儿产生影响,因此应用上述药物时应暂停哺乳;②激素类,特别是性激素类药物,如口服避孕药等,可通过乳汁进入婴儿体内,产生不良影响,应改用其他避孕方法,如宫内节育器、男用避孕套等;③毒性药物,如化疗药物等,如果必须服用,则可终止哺乳;④其他如抗癫痫、催眠、镇静、抗精神失常药及心血管用药等,均对婴儿有不同程度的影响,应慎用。

(2)中药:中药也有一些有毒的药物,会对人体产生一定的毒性作用,如巴豆、砒霜、乌头、铅粉等,此外还有一些已知的对某一脏器有毒性的药物,如黄药子对肝脏的毒性等,哺乳期不宜服用;中药里的补药也不是在任何时候都可以使用的,如人参及各种蜂王浆具有促性激素样作用,随乳汁进入婴儿体内后产生不良影响,故哺乳期母亲不宜服用。

(3)各种减肥药物:无论从事何种职业的女性,切不可因急于减肥,在哺乳期服用减肥药物。须知产后发胖是正常现象,特别是在哺乳期,母婴二人的营养需要大量的脂肪及其他营养物质,如果使用减肥药物并节食,将会对母婴二人均产生不良影响。

此外,母亲的不良生活习惯对婴儿也十分不利,如吸烟、酗酒等。特别是吸毒,会使小婴儿也对毒品产生成瘾性,对婴儿的生长发育极为有害。奉劝那些有不良生活习惯的年轻母亲,为了孩子,放弃陋习,做一个无愧于"母亲"这个伟大称呼的人！

什么是乳腺增生症？

该病是妇女最普通、最常见的乳腺疾病，实际上它并非炎症，也不属于肿瘤，是一种良性疾病。此病的发生主要由于女性内分泌功能紊乱，特别是卵巢功能失调，导致乳腺组织中腺体的末端乳管和腺泡以及周围的纤维组织增生，并伴有淋巴细胞浸润所致。关于乳腺增生症的命名，由于国内外许多学者根据本病的病变特征及病理变化采用了不同的病名，所以其命名颇为混乱，如慢性纤维囊性乳腺病、乳腺良性上皮增生病、乳腺小叶增生症、乳痛症、乳腺腺病、乳腺结构不良症等等。以上这些病名反映了本病病理变化的不同方面和不同程度，但其基本病理变化均为乳腺上皮细胞数目不正常及非生理性增加。为了避免这种命名上的混乱，使本病名称趋于一致，1978年全国肿瘤防治研究办公室将其定名为"乳腺增生症"。其主要临床特征为乳房肿块和乳房疼痛，一般常于月经前期加重，行经后减轻。乳腺增生症的诊断应以乳腺肿块为依据，肿块形态主要是片状为多，与其他乳腺疾病的肿块是有差别的。乳腺增生的肿块具有多种形态，有些肿块的厚薄不均、边界不清、大小不等、质地硬韧、活动度好、主体感差；有些肿块的片块表面呈颗粒状，大小颗粒连接成锥形或菱形片块；有20%的肿块呈结节状，边界清楚、质地较硬、活动度欠佳，此病症比较严重，应严密观察或进行活检。乳腺增生症大多数局限于乳房的某一个部位，多在乳腺组织比较集中的乳房外上象限。但是也有双乳弥漫性增生，不同形态的肿块遍布全乳，质地不均、大小不等，多伴有乳腺增大、饱满及下垂等症状。乳腺增生症是最常见的乳房疾病，其发病率占乳腺疾病的首位。有报道认为，在城市妇女中，每5人就有1人可能在绝经前发现此病。乳腺增生症可发生于青春期后任何年龄的女性，但以30~50岁的中青年妇女最为常见。由于乳腺增生症中的一小部分以后有发展成为乳腺癌的可能性，所以该部分患者更应加强定期的乳房保健检查。

乳腺增生症需要治疗吗?

一般来讲, 当乳腺增生症状较轻, 仅有轻度经前乳房胀痛, 乳房内散在细小的颗粒样结节, 其病情不影响工作与生活时, 可用乳罩托起乳房以缓解乳房胀痛, 不必服用任何药物, 平时注意生活习惯和饮食习惯和情绪的调整, 慎用含性激素类的保健品。同时对其进行临床观察即可, 若无明显变化, 可每半年至一年到专科医生处检查一次。当症状较严重而影响工作或生活时, 则应分别情况予以不同的治疗。常用的治疗方法有: 中医中药治疗, 如中药内治、外治、针灸等; 西药治疗, 如口服抑制雌激素类药物及其他对症治疗药物; 手术治疗, 如乳房肿块切除术活检等。

乳腺增生症疗效标准:

(1) 临床治愈: 肿块消失、乳痛消失, 停药后3个月不复发。

(2) 显效: 肿块最大直径缩小1/2以上, 乳痛消失。

(3) 有效: ①肿块最大直径缩小不足1/2, 乳痛减轻; ②肿块缩小1/2以上, 乳痛不减轻。

(4) 无效: ①肿块不缩小, 或反而增大变硬者; ②单纯乳痛缓解, 而肿块不缩小。

在进行疗效统计时, 一般统计其总有效率及总显效率。其中, 前者含有效、显效及治愈率; 后者是指显效及治愈率。

乳房里摸不到肿块却得了乳腺癌是怎么回事?

乳腺癌不一定摸得到。一旦它成为肿块则可能已经有了进展。临床工作中经常发现有些患者以乳头溢液、腋窝/锁骨下淋巴结肿大或乳房皮肤出现橘皮样皱缩等改变而就诊, 尽管没有触摸到肿块, 还是被诊断为乳腺癌而收入医院手术治疗。手术中和手术后的病理都证实, 医生的诊断是正确的。

这种临床上触摸不到肿块的乳腺癌, 在医学上被称之为"肿瘤的亚临床状态"，又称为"隐匿性乳癌"或"T0癌"，或被称为癌的亚临床状态。亚临床状态，不等于不是癌，只是说在临床上还不能够通过一般的方法检查出来而已。因此为了提高早期乳腺癌的检出率，在体检时常包括特殊设备检查，如钼靶乳腺摄片、乳腺超声检查。

尽管临床上有大约80%的患者是以乳房肿块而确诊肿瘤的，但仍有20%的患者是以乳腺癌的其他症状而被发现的。例如钙化灶是X线检测到的乳房内的钙质沉积。乳房内的钙化灶有大小之分：粗大的钙化灶常常为乳房的良性病变，一般不需要进一步活检。细小的钙化灶通常位于细胞生长分裂较快的部位。若局部有多个细小的钙化点聚集成簇，则提示可能有小的乳腺癌病灶存在。在X线发现的乳腺癌中有一半表现为乳房内成簇的细小钙化灶。所以对于X线表现可疑的病灶，例如某些细小钙化灶，虽然未触及乳房肿块，也一定要对钙化灶进行活检。活检有助于在早期阶段发现乳腺癌，并大大提高患者被治愈的可能性。

乳腺癌发病率越来越高了吗？

乳腺癌是全世界女性最常见的恶性肿瘤。近年来乳腺癌的发病率显著上升，目前全球女性乳腺癌每年新发病例达168万例，占全部女性恶性肿瘤发病女性的25.2%，且每年增幅达3.1%；每年有52万女性因乳腺癌死亡，占所有因恶性肿瘤死亡女性的14.7%。从世界范围看，中国女性乳腺癌发病和死亡水平很低，2012年中国女性乳腺癌标化发病率为22.1/10万，但近年来我国乳腺癌上升幅度显著，北京、上海、天津等大城市的女性乳腺癌发病率最高，比其他中小城市及农村地区高出2~3倍左右。45岁以上乳腺癌占所有乳腺癌病例的69.75%，45岁以后发病率随着年龄的增长迅速增高。我国女性乳腺癌的死亡率呈持续上升趋势，与发达国家乳腺癌死亡率下降趋势形成鲜明对比。乳腺癌预后影响因素的研究也成为乳腺癌流行病学研究的热点，更多循证医学证据提示生活方式与乳腺癌患者生存相关。

乳腺癌可以根治吗？

乳腺癌对任何个人和家庭都是可怕的消息。难道患了乳腺癌就是被判死刑了吗？1985年王德延、傅西林等统计了国内4396例乳腺癌的组织学类型、淋巴结转移与预后的关系，总结发现，5年生存率为63.9%，10年生存率为44.9%，说明乳腺癌并不是不治之症。

影响乳腺癌患者生存的直接因素是有无癌细胞的淋巴结转移和其他器官的远处转移。对于局限性的乳腺癌，通过彻底的手术切除可以达到治愈目的。乳腺癌的预后与乳腺癌发现时的病期有密切关系，病期愈早，预后愈好，特别是那些发现时处于很早期的乳腺癌，可以获得很好的临床疗效。国外的一组统计数字表明，观察382例Ⅰ期乳腺癌的10年无癌生存率为84%，其中肿瘤直径<1cm者10年无癌生存率为93%；国内也有研究表明，直径<1cm的微小乳癌在浸润以前的治愈率一般可达90%左右。

由此可见，乳腺癌并非像人们所想象的那样可怕，并非"不治之症"，只要能够在较早期发现并予以适当的治疗，其中的许多病例是可以获得治愈的。

什么情况要定期做乳腺X线检查？

定期进行乳腺X线检查的目的主要是早期发现乳腺癌。美国"国立癌症研究院"及其他医疗联盟建议：每位年龄在35~40岁的妇女要做一次乳房X线摄影，可与未来做的乳房摄影对照，以比较其中的变化，通常称作基准的乳房摄影。40~49岁的妇女每隔一年要做一次，50岁以上则需每年检查一次。根据我国乳腺癌的实际发病情况，结合我国的国情，乳腺癌的普查仍以临床检查及乳腺超声检查为主，40岁以上的女性应结合乳腺钼靶摄片检查；目前的证据不支持近红外线扫描、核素扫描及血氧检测等检查作为有效的乳腺癌筛查方法。但为了不致遗漏早期病例，当遇到以下情况时，要考虑进行定期乳腺X线检查：

（1）35岁以上有母系（母亲、姐妹等）乳腺癌家族史者。

（2）高龄（35岁以上）初产或从未生育的妇女。

（3）既往患有乳腺导管或小叶不典型增生或小叶原位癌的女性。

（4）曾患对侧乳腺癌的患者。

（5）临床或超声检查怀疑有病变者。

（6）绝经期较晚（>55岁）的妇女。

（7）乳房较大，临床触诊不满意者。

常规乳腺X线检查的射线剂量低，不会危害女性健康，但正常女性无须短期内反复进行X线检查。

为什么乳腺健康检查中要进行乳腺钼靶摄片？

自从1969年Gros首次应用X线检查乳腺以来，乳腺X线摄片已成为乳腺疾病的常规检查手段，其对乳腺检查的准确率已达90%以上，成为目前临床上最常用的检查方法之一。乳腺钼靶检查是利用一种先进的钼靶X线机，对乳腺进行照片，以获取其影像学资料。有经验的放射科医师再阅读钼靶X光片并结合临床表现，来分析、判断乳腺有无问题，有无影像学能反映出来的病灶，从而根据病灶的影像学特征进行进一步的定性分析。钼靶X线机，是用金属材料钼做成靶面和滤过板，产生软X线的一种机器。该方法是将乳房的二维图像投影于X光胶片之上，并进行观察的诊断方法。乳房干板摄影（即硒静电摄影）是利用X线透过乳房组织在硒板表面留下的多层次的静电潜影，经炭粉喷雾显影形成肉眼可见的图像，据此进行诊断的方法。临床以钼靶X线摄影的应用更为广泛。

用钼靶X线机所摄取的照片，使乳腺的一些细微结构和小病灶能在照片上清晰显示。钼靶X线检查已成为今日诊断乳腺病变最有效、最可靠的手段之一，在国外，这一技术已成为乳腺检查的常规项目。

乳房X线摄影具有以下几方面独特的价值：

（1）它可作为一种相对无创性的检查方法，能比较全面而正确地反映出整个乳房的大体解剖结构。

（2）可以比较可靠地鉴别出乳腺的良性病变和恶性肿瘤。

（3）利用X线检查，可以比较早地发现和诊断乳腺癌，有时甚至能够检查出临床上未能触到的所谓"隐匿性乳癌"和很早期的原位癌。

（4）根据X线检查，可发现某些癌前期病变，并可以进行随访摄片观察。

（5）对于乳腺癌患者进行放疗、化疗后的病变情况进行随访检查，观察疗效，并对健侧乳房进行定期监测。

由于乳房X线摄影对乳腺疾病具有较高的诊断价值，特别是在鉴别良、恶性病变及早期诊断乳腺癌方面具有明显优势，所以临床常将其作为除临床体检之外首选的影像学诊断方法之一。

乳腺超声检查有什么特点？

20世纪50年代初期，超声检查开始应用于乳腺疾病的诊断。近年来随着超高频、宽频及变频探头的应用，结合彩色多普勒成像、二次谐波、超声剂造影、三维超声成像新技术的发展，为乳腺疾病的超声诊断开辟了更为广阔的前景。20世纪70年代以来，在我国已较为普遍地开展乳房病的超声检查，其探测技术不断改进，诊断水平也随之不断提高。超声诊断的原理为利用超声仪将超声波发射到体内并在组织中传播，当超声波通过各种不同的组织时，会产生不同振幅的反射与折射，对这些回声信号进行处理，可获得声像图，根据声像图显示的病灶的大小、形态、轮廓边界、回声类型、回声内部情况及后方衰减情况等判断病变的性质。如今许多女性已将定期的乳腺超声检查作为一种常规的体检手段。与普通的腹部超声检查不同，乳腺超声检查必须配备高频、高分辨力的超声诊断仪及探头，超声探头频率通常采用5~10MHz高频探头，能较清晰地显示乳房内部的细微结构。目前超声已能检出小至3~5mm的乳腺隐匿性微小病灶，甚至有可能识别出小于1mm的乳腺微钙化，特别是对伴有病灶的恶性微钙化的诊断价值极高，因此高频超声能有效地检出并识别早期的乳腺癌。乳腺肿块的高分辨力超声声像图所显示的肿块形态、边界、包膜、内部回声、后方回声、微钙化等征象为其良、恶性鉴别诊断提供了重要依据，显著提高了乳腺肿块的超声诊断正确率。我科对乳腺病例的术后随访统计显示，乳腺肿块的高频超声检出率高达97%~99%，诊断正确率达90%~95%。已经证实人群普查可以使乳腺癌年死亡风险下降40%左右。高频、高分辨力超声检查作为目前临床首选的影像诊断方法之一，也是健康普查的理想选择。

近年来超声诊断技术快速发展，彩色多普勒血流显像、超声造影剂增强显像、超声弹性成像、三维超声等新技术，为乳腺癌，尤其是早期、不典型乳腺癌的检测和鉴别诊断提供了更多有价值的信息，使得超声在诊断乳腺疾病中的作用越加重要。此外，值得一提的是，乳腺癌患者腋淋巴结转移与否以及转移的数目、分级是乳腺癌最重要的预后指标，而高频超声可清晰地显示腋部的层次和结构，分辨出肿大的腋淋巴结，并可通过淋巴结的形态、皮髓质厚度比、多普勒血流信号等超声声像图特征鉴别其良恶性，其直接决定着临床治疗方案的选择及患者的预后，因此乳腺癌患者的腋淋巴结超声检查具有极其重要的临床意义。

乳腺超声检查具有实时动态显像、简单易行、无创伤性等优势，适合于任何年龄段、任何乳腺类型的女性。东方女性的腺体组织普遍较致密，超声检查较其他影像学检查手段敏感性更高，更适合于她们，且无扫查盲区。超声可近期反复检查而无身体危害性，因此为临床诊断和治疗提供了便利。超声的实时动态显像特点在乳腺疾病的治疗中亦显示出极大的优势，如乳腺纤维腺瘤微创旋切术、乳腺囊肿穿刺硬化治疗、乳腺隐匿性病灶细针穿刺定位切除等都离不开超声的实时动态引导，从确定穿刺针的皮肤进入点、引导其进入方向、动态监测手术过程到判断是否有病灶残留，超声引导在其过程中始终起着关键的作用，乳腺介入性超声已成为临床不可或缺的诊治手段。另外，乳腺的超声检查能区别囊性和实质性的病变，以避免行不必要的活检；当乳腺钼靶X线摄影有可疑高密度影或可疑双侧不对称影，以及丰满乳房触诊可疑时，超声检查的意义更大。

超声诊断主要在下列情况时有一定的价值：

（1）对乳腺钼靶X线片上边界清楚的结节的评估。鉴别囊性或实质性病变是容易和准确的，有明显的优势。

（2）当体检所见和乳腺钼靶X线摄影之间有不一致的情况时，超声有助于分析病变的性质。如体检有所发现而乳腺钼靶X线摄影阴性时，尤其是致密乳房，超声常能显示有或无病变。

（3）超声有利于细察因解剖原因不能为乳腺钼靶X线摄影所显示的病变。

（4）超声引导下细针穿刺细胞学检查是一种快速准确的诊断方法，可直接获取细胞学资料。

（5）超声同样可用于触摸不到的乳腺病变行手术前的金属丝定位。

（6）超声优于乳腺钼靶X线摄影还在于评估硅酮乳腺植入物的状况，尤其是有破裂和漏出时。同样，还可用于导引细针穿刺在植入物附近检查触摸到和触摸不到的病变。

特殊类型乳腺癌有哪些？

特殊类型的乳腺癌由于在临床表现、病理发展过程、处理方法及预后方面不同于非特殊类型乳腺癌，特别在处理上往往更复杂，多数专家认为应把下列诊断定义为特殊类型乳腺癌：①妊娠、哺乳期乳腺癌；②Paget病；③双侧乳腺癌；④隐匿性乳腺癌；⑤男性乳腺癌；⑥乳腺分叶状肿瘤。

浸润性特殊型癌是专指发展到浸润阶段的，具有特殊类型癌组织结构的一类乳腺癌。此类癌瘤是依据癌组织中含有的特殊组织结构而命名，如黏液腺癌、乳头状癌、乳头Paget病、腺样囊腺癌、大汗腺癌、鳞状细胞癌等。

（1）黏液腺癌：病理形态学特征是含有大量细胞外黏液，癌细胞数量较少。肉眼病理检查：肿瘤体积较大，边界清楚，呈不规则形，切面呈半透明胶冻状。显微镜观察：间质内有丰富的黏液，癌细胞被分隔成岛状或小巢状。癌细胞浆内有小空泡，细胞核小而圆，染色深，常偏于一侧，分裂象少。本病的发病年龄较大，癌瘤生长缓慢，远处转移发生也较迟，预后较好。

（2）乳头状癌：临床较为少见。可单发或多发。多发生于乳腺大导管内，部分患者有乳头血性溢液。肉眼病理检查：肿瘤呈棕红色结节，质脆。显微镜观察：癌细胞排列成乳头状，细胞大小、形态不一，核深染，分裂象常见。本病多数生长缓慢，远处转移较晚，预后好。

（3）Paget病：又名湿疹样癌。临床表现是乳头及乳晕部皮肤湿疹样病变，局部皮肤发红、轻度糜烂和浆液渗出，皮肤增厚变硬，边界清楚。多数患者感到局部奇痒或轻微灼痛。显微镜观察：在乳头和乳晕表皮内有体积大的Paget细胞。胞浆丰富，核大而圆，核仁清楚，分裂象多。单纯湿疹样癌发展慢，尤其局部无肿块及大淋巴结转移者，预后好。但临床上单纯的湿疹样癌极少，往往与导管癌或其他浸润癌伴发，此时预后取决于其他癌的类型和淋巴结转移情况。

其余特殊类型乳腺癌如腺样囊腺癌、大汗腺癌、鳞状细胞癌是原发在乳房部位皮肤的癌变，与乳腺腺体组织无关，只是到了浸润期才侵犯腺体组织。其临床表现、病理形态均同于皮肤癌。

什么是乳腺癌的肿瘤标志物？

肿瘤标志物是指肿瘤细胞产生的物质或与肿瘤存在密切相关的物质及生物学现象，可以在体液或组织中检测到，能够反映肿瘤的存在、分化程度、预后估计和判断治疗效果等。

乳腺癌常用的肿瘤标志物有，癌胚抗原（CEA），CA153，CA125，相关激素类的包括雌二醇、睾酮、泌乳素；酶类的包括端粒酶；基因类包括p53，nm23，c-erbB-2，乳腺癌易感基因BRCA1，BRCA2等。

由于近年来免疫学、分子生物学和组织学研究的飞速发展，现已发现多种乳腺肿瘤标志物，联合检测标志物可显著提高乳腺肿瘤的诊断率、判断乳腺癌的预后。现某些指标如CEA、CA153、CA125、nm23、c-erbB-2、Ki67、PCNA等已应用于临床。

什么是乳腺癌高危人群？

乳腺癌高危人群的定义：①有明显的乳腺癌遗传倾向者；②既往有乳腺导管或小叶中重度非典型增生或原位癌患者；③既往行胸部放疗的淋巴瘤患者。

乳腺癌的发生与环境、生活方式密切相关。已确认为乳腺癌的危险因素有：年龄、家族史、生育因素、乳腺密度和不典型的良性乳腺活检；酒精、雌激素孕激素混合避孕药和激素替代治疗、X线和γ射线暴露被确认为乳腺癌的致癌因素；高能量饮食和缺乏体力活动是与乳腺癌密切相关的生活方式因素。

乳腺癌高危人群应注意什么？

如果您属于高危人群，您应每半年至一年到专科医生处进行一次常规性的乳腺检查；如果您年龄在45岁以上，则应每年行双侧乳房钼靶X线摄片一次，每1个月进行一次乳腺自我检查，方法同上；如果患有良性乳腺病，如乳腺增生症、乳腺纤维腺瘤、导管内乳头状瘤等，应积极治疗，如内服或外用药物治疗等；当保守治疗无效、高度怀疑恶变时，可行肿物切除或预防性乳腺切除术；如果您平日乳房无不适感，特别是已绝经多年者，突然出现乳房不适，一侧乳房增大，乳头抬高，乳头及乳晕部位瘙痒、皮疹，乳头血性或浆液性溢液，乳房疼痛、作胀，乳房肿块，一侧腋窝部或肩背部、上臂等部位酸痛不适等，应引起高度重视，立即到专科医生处进行必要的检查、治疗。

乳腺癌高危人群一定会得乳腺癌吗？

当然，所谓"高危人群"只是根据流行病学研究后认为比普通人群有更大的可能性患乳腺癌，并不意味着百分之百患乳腺癌，所以，不必因此而寝食难安,认为自己必患乳腺癌无疑,更不要因此就要求将目前尚无病变的乳房作预防性切除,那样做是不必要的,甚至是有些愚蠢的。应该正视它,平时心情愉快地生活、工作、学习,不要总是想着,我是不是生癌了?有时,愈是紧张、害怕,愈容易引起机体内环境的紊乱,愈是有可能加速癌变的过程。但是,也不可太大意,认为这无所谓,自己反正还年轻,目前也没有任何患癌的迹象,可以不去理它,于是埋头工作或其他事情而把该做的自我检查及定期检查搁置一边,这也是十分不可取的。正确的做法是,要坚持进行自我检查和固定医生处的体格检查;戒除不良行为习惯,如吸烟、酗酒、进食过多的甜食及高脂肪饮食等生活习惯,过于紧张、劳累的工作节奏,不哺乳、不生育或过晚生育的"时髦"做法等;进行适当的体育运动,保持良好的体型及身体状况;积极治疗良性乳腺病等。只要您能既重视又不惊慌失措,即使发生恶变,也能尽早发现,从而获得良好的预后。

病因篇

◆ 引起乳头溢液的原因有哪些?

◆ 乳房皮肤为什么有凹陷?

◆ 乳房皮肤为什么像橘皮样?

◆ 乳房疼痛一般有哪些原因?

◆ 绝经后又出现乳房疼痛可能是什么原因?

◆ ……

引起乳头溢液的原因有哪些？

乳头溢液是指乳头部位自发或经挤压溢出液体的现象，发生率约为10%。可分为生理性和病理性两种。生理性乳头溢液，一般指哺乳期的泌乳现象及月经前后乳头少量浆液性溢液，多为双侧乳导管溢液。有些疾病如乳腺增生、溢乳-闭经综合征、垂体瘤等可致双乳多导管溢液，溢液性质多为浆液性或乳汁样。女性绝经前期或绝经后期乳头挤压有少量溢液者，以及服用某些药物引起乳头溢液者，均属生理现象。病理性乳头溢液，多指女性非妊娠期、非哺乳期及男性的单侧乳房发生乳头溢出液体的现象，是乳腺腺体的异常分泌，常为疾病的象征。

乳头溢液病因有以下几个方面。

（1）乳头溢液由于导管上皮变性、坏死和脱落后，淤积于导管局部，刺激导管分泌浆液性、乳汁样或其他性状的液体，并潴留而成。常见于导管内乳头状瘤、乳腺增生症、导管扩张症、癌、炎症等等。

（2）乳腺方面的原因，包括外伤、炎症、退化性病变、增殖性病变及良恶性肿瘤等。其中最常见的是乳腺导管内乳头状瘤、乳腺增生症、乳腺导管扩张症和乳腺癌。此外，还可见于大导管肉芽肿、纤维腺瘤、叶状囊肉瘤、乳房结核等，但发生率比较低。一般来说，如果是双侧乳头多管同时溢液，由乳腺增生症引起的可能性最大。

（3）除乳腺方面原因外，各种原因引起的血清泌乳素水平增高，如脑垂体腺瘤、胸部神经的刺激（包括胸壁的损伤、手术、带状疱疹等）、内分泌腺的病变（包括甲状腺疾病、卵巢或肾上腺肿瘤等）等也会引起乳头溢液。

（4）药物可以引起乳头溢液，多为双侧溢液，主要包括：口服避孕药；神经精神类药如苯妥英钠、卡马西平、氯丙嗪；消化系统药物如西咪替丁、甲氧氯普胺；心血管药物如美西律、维拉帕米、卡托普利、利血平、甲基多巴、桂利嗪；抗生素药物如异烟肼、头孢唑林钠、酮康唑等。这些药物还可能引起男性乳房的肥大或发育，一般停药后可以恢复。

乳房皮肤为什么有凹陷？

乳房局部出现有凹陷，说明该处皮下的结缔组织纤维束缩短。当乳房向该处推移时，则凹陷更明显，如见于乳腺癌、结核、急性乳腺炎后或乳房手术后的局部瘢痕挛缩，乳房外伤局部脂肪萎缩。

乳房皮肤为什么像橘皮样？

乳房皮肤局部或全部出现水肿隆起、汗毛孔变粗且凹深，形如橘皮样时，原因可能为：①炎症；②腺体内有恶性肿瘤（为恶性肿瘤细胞堵塞皮肤内淋巴管所致）。橘皮征的出现可以为乳癌的特征之一。

乳房疼痛一般有哪些原因？

1.病理性疼痛

（1）乳房部的各种急性感染性疾患：①无化脓，乳房部出现突然的、持续的、比较剧烈的疼痛，且伴有明显触痛。②局部已化脓，局部出现搏动性疼痛。

（2）乳腺增生性病变：乳房疼痛多为发作性的，常以月经前乳房开始疼痛或经前疼痛加重，经后可缓解或消失；疼痛为胀痛或针刺样痛，有时可牵涉到同侧腋下或肩背部，局部有轻中度触痛。全身症状还有轻度浮肿、头痛失眠、烦躁、情绪不稳、腰酸、下腹胀痛、排便不顺畅等。

（3）早期乳房恶性肿瘤：乳房疼痛仅为轻度隐痛或钝痛，发作无明显规律性，仅为偶发或阵发，因疼痛不明显而常常被忽略。这样的乳房疼痛也可能是恶性疾患的信号，应引起足够的重视。

（4）晚期恶性病变：乳房出现剧烈的持续性烧灼样疼痛并进行性加重，难以自行缓解，且伴有局部肿块破溃、坏死或周围皮肤破溃者，则为恶性病变晚期的乳房疼痛。

2.生理性疼痛

许多妇女在月经前常有乳房胀痛的症状。一般来说，月经前3~5天乳房有胀痛，可能是告知月经将要来潮或有初期怀孕，这是生理性疼痛。许多不孕症妇女长期有乳房胀痛现象，这种症状是由于雌激素和孕激素时常不平衡，泌乳激素异常分泌所致。

绝经后又出现乳房疼痛可能是什么原因？

绝经后又出现乳房疼痛的原因：绝经后由于体内雌性激素的大幅度减少，乳房作为雌性激素的靶器官，其随月经周期而出现的增生与复旧的周期性变化不复存在，从而进入了相对"平静"的时间。但是，如果由于某些原因，体内雌激素增多，绝经以后可重新出现乳房疼痛，或乳房可触及肿块，也可无肿块触及而仅有腺体增厚感。此时需警惕早期乳癌的可能。

为什么不是哺乳期也会有奶水？

不是哺乳期也会有奶水是由于下丘脑及垂体功能障碍，血中催乳素水平升高所致。那么，是哪些原因会引起催乳素水平升高呢？除垂体肿瘤、溢乳-闭经综合征之外，还可见于以下几种情况：①子宫卵巢切除术后，特别是黄体囊肿切除术后，或中老年女性绝经后，由于卵巢激素对下丘脑垂体的抑制作用消失所致。②甲状腺功能及肾上腺皮质功能亢进或低下等。③有些糖尿病患者也有乳汁分泌现象，这是因为胰岛素也参与了乳汁分泌的活动。④长期服用某些镇静药物如氯丙嗪、奋乃静、甲丙氨酯（眠尔通）等，抗高血压药物如利血平、α-甲基多巴，以及其他药物如甲氧氯普胺（灭吐灵）等，这些药物可直接或间接促使催乳素分泌及释放，从而出现溢乳，但一般可于停药后3~6个月恢复正常。⑤口服避孕药也会造成乳汁分泌，有些还可造成闭经，常于停止用药半年左右恢复正常。⑥经常的乳头局部刺激亦可引起乳汁分泌，如产后不合理地长期、持续性哺乳，老年人让孙辈长期吸吮乳头等，由于神经反射引起血中催乳素水平升高而溢乳。⑦异常的精神刺激以及创伤、手术等均可引起一过性垂体功能障碍而溢乳。

如果出现异常的乳汁分泌，在就医的同时还需注意，不要经常挤压乳头，看看还有没有乳汁出来，因为挤压乳头就像婴儿吸吮一样，对乳头是一个刺激，这种刺激会通过神经反射，继续使垂体前叶分泌催乳素而引起泌乳。所以，除非医生检查时作为诊断和判断疗效所必需，否则不要自行挤压、刺激乳头。

乳房红肿热痛是由什么引起的？

红肿热痛是典型的炎症临床表现，如果乳房部出现了红肿热痛，则很大可能是患了乳房的炎症性疾病，如急性乳腺炎、乳腺导管扩张综合征等。此外，还需警惕炎性乳癌的可能。

急性乳腺炎是乳房最常见的急性化脓性感染性疾病，常发生于哺乳期，发病前常有乳头皲裂或乳汁淤积史，乳房部红肿热痛，疼痛剧烈，多伴有明显的发热等全身症状，成脓后可自行溃破或切开排脓，脓出则红肿热痛消退；乳腺导管扩张综合征又称浆细胞性乳腺炎，发生于非哺乳期，发病前常有乳头溢液史，乳房部肿块，继之局部红肿热痛，其疼痛往往不十分剧烈，且全身症状不明显，后期肿块软化，形成脓肿，破溃后常形成瘘管，创口久不收敛或反复破溃；炎性乳癌多发生于妊娠哺乳期，起病急骤，病情进展迅速，患侧乳房红肿热痛，并于短时间内累及整个乳房，易侵犯腋窝淋巴结及对侧乳房，一般无明显全身症状，抗炎治疗无效，一般不发生皮肤溃破，预后凶险。

急性乳腺炎在刚刚出现红肿热痛时，及早有效地治疗可以使炎症得以消散，免去患者遭化脓、开刀之苦，缩短病程。因此，出现了乳房的红肿热痛要及早就医。

乳房窦道和瘘管是怎样形成的？

乳房窦道是指乳腺组织与体表相通的病理性管道，多为乳房炎症的后遗症，临床以创口久不收敛、反复溃破为特征。中医称之为"乳漏"。发生在乳房部的窦道常有以下几种原因：①哺乳期乳房急性化脓性炎症或其他急性乳房感染性疾病后，手术切开时损伤乳管或引流不畅。②因外伤而损伤乳管。③乳房外伤或手术后存留于乳房内的异物继发感染。④乳房结核形成寒性脓肿，自行破溃或切开后，损伤乳管或引流不畅。发病前常有明确的感染史、外伤史或结核病史，经相应的内治与外治，包括病因治疗及局部处理，可望愈合。发生在乳晕部的窦道多因乳腺导管扩张综合征而引起。发病前常有乳头先天性凹陷史及乳头溢液史，继之迅速在乳房内出现肿块，肿块形成脓肿，破溃后流出粉刺样物或油脂样物，常形成通向输乳孔的瘘管，创口久不收敛，并反复溃破，病程迁延，可长达数月或数年，虽经治疗，仍可反复发作，不易根治。这里说的乳房窦道和瘘管应注意与晚期乳癌造成的皮肤溃疡相鉴别。后者常为巨大坚硬的肿块破溃，于破溃处渗血或出血，结合临床表现、病史及有关检查不难作出判断。

为什么会出现一侧乳头抬高或回缩？

检查时发现新近出现的一侧乳头抬高或回缩，应该引起高度重视，因为单侧的乳头抬高或回缩通常是恶性病变造成的。

当乳腺癌病灶侵犯到乳头或乳晕下区时，乳腺的纤维组织和导管系统可因肿瘤侵犯而缩短，牵拉乳头，使乳头偏向、回缩或凹陷。有时，因乳房内纤维组织的挛缩，使整个乳房抬高，两侧乳头则不在同一水平线上。当上述体征不明显时，可做弯腰试验，即嘱患者上身前倾，两臂向前伸直，使乳房下垂，则可见到患侧乳头由于纤维组织牵拉而抬高。

如果肿瘤病灶位于乳头深面或距乳头较近时，较早期即可出现乳头回缩；而如果肿瘤位于乳腺的边缘区域或位于深部乳腺组织内，因癌瘤侵犯大乳管，使大导管出现硬化、挛缩，从而引起乳头出现抬高、回缩，甚至固定，说明乳腺癌已至较晚期。

乳房萎缩下垂是怎么回事？

乳房萎缩下垂最常见于多次哺乳后的女性，少数亦可见于长期慢性疾病而身体衰弱者。女性多次哺乳或哺乳时间延长，特别是不规则持续性哺乳，由于其上皮崩解吸收后，结缔组织增生不足，无法完全补充哺乳期被吸收的间质，造成哺乳后乳腺不似未哺乳时那样坚挺，变得松软而缺乏弹性，常呈悬垂状。长期患病而身体衰弱者，乳房可因支持组织的衰退而萎缩下垂。此外，热衷于减肥的女孩，可能由于过分节食而致身体虚弱，乳房局部丢失大量的脂肪及腺体组织，也可以出现乳房萎缩下垂。

乳房萎缩下垂一般无须特殊治疗。因其影响美观，如果患者要求手术治疗，则可行萎缩下垂乳房的矫形手术，借助手术恢复乳房原有的健美形态。提倡积极预防，如少生少育，科学哺乳；锻炼身体，保持健康状态，坚持治疗慢性病；不盲目节食减肥，追求病态的美等。

乳房过于肥大是怎么回事？

过于肥大的乳房，我们称之为巨乳症。患巨乳症的妇女，其乳腺组织可能是正常的，而且不影响生育。常于青春期时发病，乳房迅速增大，在1~2年内即可达到很大的程度；亦可于妊娠期开始发病，乳房在受孕后即迅速增大，持续增大到哺乳期，且增大的乳房不再恢复。可为双侧，亦可为单侧发病。巨乳症的乳房可大到10kg以上，致使颈肩部及胸部沉重感及疼痛，由于重力的作用，巨乳可下垂。乳房表面皮肤有静脉曲张及色素沉着，乳晕增大，触诊可及乳内有结节感。乳房下皱褶处常可出现湿疹或炎症，甚至有溃疡形成。巨乳症的病因不明，可能是乳腺组织对雌激素过度敏感所致，亦可能与肥胖及遗传有关。由于巨乳症给生活、工作带来了诸多不便，并且有发生感染及癌变的可能，所以应考虑行巨乳缩小整形术。

小女孩乳房过早发育是怎么回事？

儿童的乳房肥大可分为真性性早熟性乳房肥大症及假性性早熟性乳房肥大症。

真性性早熟性乳房肥大症是指乳房随性早熟而出现，除了乳房发育以外，有排卵、有月经，且身高迅速增长。真性性早熟性乳房肥大症可用孕激素来治疗，通过反馈作用抑制下丘脑垂体前叶的促性腺功能。

而假性性早熟性乳房肥大症则是卵巢功能性肿瘤不正常地分泌雌激素或外源性雌激素摄入过多引起，除了乳房肥大外，亦可见外阴、阴道及子宫的发育，也可有子宫出血，但它并不是真正的月经，因其无周期性的卵泡成熟与排卵。

对于假性性早熟性乳房肥大症必须寻找原因，对症治疗，如有卵巢肿瘤可视情况予以切除；如为服用含雌激素的药物引起，则于停药后会恢复正常。

除了以上两种情形以外，还有一种是单纯性乳房发育，即乳房发育过早，但不伴有阴道及子宫的发育，也无腋毛和阴毛。这是因为7~8岁的女孩也会有少量雌激素的分泌，如果她们体内的雌激素水平一过性升高或乳腺组织对雌激素敏感性增高，则可以出现乳房肥大，常先出现于一侧，亦可以是双侧先后出现，表现为乳晕下结块或整个乳房增大。这种现象一般是一过性的，可自行恢复，不宜予以手术治疗，以免影响患儿今后的乳房发育。

男性乳房为什么会增大？

正常情况下，男性乳房是不发育的，但当各种原因导致体内雌激素水平相对或绝对增高，乳腺上皮细胞受过多的雌激素的刺激时，可发生男性乳房异常发育症，从而出现男子乳房肥大。一般可分为原发性和继发性两大类。原发性者通常以青春期男孩和老年男子为多，可能为内源性雌激素一过性升高或雄激素下降所致，常可自行消退。继发性者常见于肝脏疾病、睾丸疾病、肾上腺疾病、甲状腺疾病、糖尿病以及泌尿生殖系统或神经系统的肿瘤等，这些疾病可引起内分泌激素紊乱而导致乳房异常发育，临床需积极诊断、治疗，方可治愈。长期服用一些药物如利血平、异烟肼、洋地黄、氯丙嗪等，也会引起乳房发育，一般停药后可消退。另外，两性畸形、先天性睾丸发育不良，也会导致乳房肥大。

男性乳房的增大或发育多见于两个时期：一是青春期，二是50岁以后，其他年龄时期则较少见。前面已经说过男子体内也能分泌雌激素，平时有足量的雄激素来对抗雌激素所特有的促进乳房发育的作用，所以男性的乳房一般不会像女性那样发育成膨隆的外观。

但是，当体内由于某种原因造成暂时的雌激素分泌量绝对增加或相对过多时，也就是说雄激素的浓度已不足以对抗内在的雌激素的作用时，就可以导致男性乳房增生，当然，这往往伴随着乳腺组织对雌二醇的敏感性较强。比如，青春期男孩发生乳房增大（称为特发性男性乳房增生），可能与青春期新陈代谢旺盛，生长激素、甲状腺激素、性激素及肾上腺皮质激素等分泌过多对乳腺产生强有力刺激有关。50岁以后的男性乳房发育，多因睾丸功能低下引起，如睾丸老年性退化。此外，睾丸肿瘤、睾丸损伤、睾丸炎等都会使睾酮分泌量减少。青春期和老年期的男性乳房增生表现也不相同，临床上常见的外观表现多为双侧对称性增大，有时也可能不对称。另外，乳房增大的程度也不等，有时还可以摸到乳房内有疙里疙瘩的结节。

除了上述的睾丸原因之外，还可能存在肝脏疾病，如肝炎、肝硬化、肝癌等引起肝功能损害后，代谢雌激素的能力大大下降，雌激素代谢紊乱造成的体内堆积过多。当肾上腺皮质功能亢进或出现肿瘤时，雌激素的分泌也会增加。脑垂体瘤也会使促肾上腺皮质激素分泌增加，并进而导致雌激素增加。引起男性乳房发育的其他病理性原因还包括甲状腺病、肿瘤、截瘫、肺气肿和支气管扩张等。具有雌激素样作用的药物如异烟肼（抗结核药）、螺内酯（利尿药）、氯丙嗪（镇静剂）、洋地黄（强心药），其他如苯丙胺、吩噻嗪和甲基多巴等都能通过影响性激素代谢的途径而引起乳房增大，还有一些是原因不明的乳房增大。

有些肥胖男性的乳房中常有大量脂肪堆积，尤其中老年多见，并无乳腺组织。男性乳房发生肿瘤的可能性不大，如男性乳癌只占全部乳癌的1%。肿瘤多为乳房上质地较硬、形状不规则、边界不清楚的肿块，有这种迹象时最好找医生检查一下，不可掉以轻心。

男性乳房增生一般不须特殊处理，尤其老年期，只要对症处理有关疾病后就多能自动缓解。

乳腺增生症是怎样引起的？

乳腺增生症的发病原因主要是由于内分泌激素失调所致。雌激素与孕激素平衡失调，表现为黄体期孕激素分泌减少，雌激素的量相对增多，致使雌激素长期刺激乳腺组织，而缺乏孕激素的节制与保护作用，乳腺导管和小叶在周而复始的月经周期中，增生过度而复旧不全，从而导致乳腺增生症的发生。近年来，许多学者认为，催乳素升高也是引起乳腺增生症的一个重要因素。此外，有研究表明，激素受体在乳腺增生症的发病过程中也起着重要作用。

神经、免疫及微量元素等多种因素均可造成机体各种内分泌激素的失衡。人生存的外部环境、工作及生活条件、人际关系、各种压力造成的神经精神因素等均可使人体的内环境发生改变，从而影响内分泌系统的功能，进而使某一种或几种激素的分泌出现异常。比如，在长期的紧张焦虑状态下，阿片能张力增高，神经传递介质环境改变，发生雌激素/多巴胺不协调，则导致PRL分泌增加，而可能引起或加重乳腺增生症。

乳腺癌病因性危险因素有哪些？

（1）性别：99%以上的乳腺癌发生于女性。

（2）年龄：在我国乳腺癌主要是一种中老年人的疾病，以35~55岁为主要发病年龄段。

（3）有乳腺癌前病变史：患有原位小叶癌或非浸润性导管癌者，发生湿润性乳腺癌的机会明显增加。临床和统计资料表明，乳腺囊性病可能是致癌因素，经外科手术活检证实，患乳腺囊性不典型增生的女性，患乳腺癌的机会要比一般女性大2.5~4倍。若囊性增生症还伴有活跃的上皮细胞增生，则乳腺癌的发病率要比正常人大4~7倍。导管内乳头状瘤有癌变可能。罕见的乳头状瘤病也是一种癌前病变。

（4）个人乳腺癌史：一侧乳腺癌经治疗后，对侧乳腺病变的机会比一般人群首次患乳腺癌的机会大5倍。有人认为，若一侧乳腺癌发生在有乳腺癌家族史的妇女中，其家族史有3种可能：①其亲属的乳腺癌常发生在绝经前，而且侵犯双侧乳房。②其亲属的乳腺癌多见于中心型。③其亲属的对侧乳房有癌前病变。而其对侧乳腺发生癌变的机会也就特别大。

（5）饮食习惯：有摄食高脂质饮食习惯地区的女性，乳腺癌发病率高，已引起临床及科学家们的注意。

（6）月经状况：月经初潮愈早，将来患乳腺癌的机会愈大。有人统计发现，月经初潮年龄≥14岁以上者，患乳腺癌的机会要比12岁以下者少20%。绝经愈晚，患乳腺癌的机会愈多。有人统计，在55岁以上才绝经者，得乳腺癌的机会比50岁以下就绝经者多1倍。在绝经后发生的乳腺癌多见于肥胖女性，而绝经前发生的乳腺癌多见于较瘦的妇女。

（7）生育状况：18岁前首次生育者，患乳腺癌的机会比将近30岁才生育者少4倍，30岁以后才首次生育者，患乳腺癌的风险比从未生育者还要大。一般认为，生育过1个孩子的女性患乳腺癌的机会要比没有生育的女性为少。有人发现乳腺癌患者往往结婚晚，孩子少。这种情况仅供参考。

（8）其他：原来认为授乳对乳腺癌可能有预防作用，实际上授乳并不能减少患乳腺癌的风险。在患有其他癌（子宫癌、结肠癌、卵巢癌等）的女性中，发生乳腺癌的机会比常人大约多1倍。

虽然乳腺癌的危险因素如此之多，但是能用危险因素来解释乳腺癌的病例，仅占总病例数的1/4。

乳腺癌的发生与月经、婚姻、生育及哺乳等因素有什么关系？

月经初潮年龄越早，绝经越晚，乳腺接受雌激素作用的时间越长，因而发生乳腺癌的机会也越多。统计数据表明，月经初潮年龄每提前4~5岁，患乳腺癌的概率就增加1倍；初潮年龄在14岁以上者，患乳腺癌的机会要比12岁以下者少20%。绝经期在55岁以下者，乳腺癌的发病率则较低。结婚年龄较早、婚姻维持时间较长者，比独身、结婚迟、婚姻维持时间短者发病率低。生育过多的妇女比未生育过的妇女患乳腺癌的危险性小。35岁以上首次生育的妇女或35岁以上未育的妇女患乳腺癌的机会较多。此外，有学者认为初产前的早期流产可能增加患乳腺癌的危险性。哺乳次数和时间少的妇女患乳腺癌的机会要比经常哺乳者为高。

口服避孕药会导致乳腺癌的发生吗？

口服避孕药是否增加乳腺癌的危险性一直是广受关注的问题，因为口服避孕药中含有与乳腺癌相关的性激素成分，而且以往研究发现，正在服用以及近期服用过口服避孕药的妇女中乳腺癌的患病率略高。但是，目前为止至少有50项研究提供了充分的证据证实，口服避孕药几乎不增加患乳腺癌的危险性，甚至包括那些服用时间长达10年以上者。

乳腺癌会遗传吗？

子女的遗传物质一半来自父亲，一半来自母亲，如果父母任何一方在遗传物质上存在着缺陷，都有可能传给子女。现在已证实，遗传性乳腺癌的发生与这些遗传物质上的缺陷是相关的，也就是说，存在遗传物质缺陷的人容易患乳腺癌，所以，乳腺癌就是通过遗传缺陷的传递而传给下一代的。在白人女性中已经发现了这样的遗传缺陷，携带这样缺陷的女性患乳腺癌的危险性远远高于一般人。所以在乳腺癌高危人群中检测这些遗传缺陷有利于乳腺癌的早期诊断和早期预防。

病毒与乳腺癌的发生有关吗？

早在1939年，英国的科学家Bittner发现患乳腺癌的小鼠乳汁中存在一种致癌物质，并可以通过乳汁传给下一代。但是从那以后近20年，再没有新的证据说明病毒和乳腺癌的关系。病毒能否诱发人患乳腺癌尚缺乏客观依据，还仅仅是作为一个问题有待人们做进一步的研究和发现。

饮食因素与乳腺癌的发生有关吗？

乳腺癌的死亡率与该地区的人均年脂肪消耗量呈正相关。动物实验也证实，给动物饲养高脂饮食，不管这些动物原先有无乳腺癌，都使乳腺肿瘤发病率增加。增加饮食中的饱和脂肪酸和不饱和脂肪酸含量，都有相应的效应。这种变化与饮食中的其他成分和总热量无关。研究发现，脂肪可以强化雌激素 E_1 的转化过程，增加雌激素对乳腺上皮细胞的刺激。

一项对比性调查研究发现，在一些发达国家中，饮食构成中脂肪总消耗量高的国家，乳腺癌发病率亦高。

另外对那些绝经后的妇女，饮酒量每日 ≥ 15g，或者是曾用雌激素的妇女，均有增加乳腺癌危险性的报道。咖啡与乳腺癌有无关联研究的结论不一，多数研究认为它们之间没有关联。

究竟是体重影响乳腺癌危险性，还是脂肪过量影响乳腺癌危险性，现在还不十分清楚。但是老年妇女适当控制体重，少食肉类、煎蛋、黄油、奶酪和动物脂肪，总是有益无害的。

通过对乳腺癌低发地区的人群饮食构成的研究发现，其中鱼类蛋白、维生素D可能对乳腺癌有预防作用。Lscovicl等运用病例对照的方法专门研究整个食谱对乳腺癌影响的相关性。结果证明，食物中有肉类、煎蛋、黄油、奶酪、谷物、甜食、动物脂肪可增加乳腺癌危险性；而绿色蔬菜、水果、鲜鱼、奶制品可减少乳腺癌危险性。

环境因素与乳腺癌的发生有关吗？

人类的生活环境是指人们长期生活居住的生存空间条件。从大的方面讲包括有地理位置、地域条件、光照、温度、湿度、空气洁净度、水资源和人文生活习惯等等。

1990年Gorham等报道，乳腺癌的发病率与接受太阳光的照射强度呈负相关。就是说受到太阳辐射越强的地区，乳腺癌的发病率较低；而接受太阳辐射热能越少的地区，乳腺癌的发病率反而较高。

环境因素与乳腺癌的关系还表现在生活水平上，生活条件也与乳腺癌发病率有一定的关系。总的来讲，经济发达地区高于贫困地区，城市高于农村。在我国上海、北京、天津三大城市女性乳腺癌发病率和死亡率几乎是西藏、青海的3~4倍。经济发达地区和生活水平高的人群的乳腺癌发病率高，可能与其摄入脂肪饮食过剩有关。

目前已经肯定的事实是接触电离辐射可以增加肿瘤发病率。肿瘤是人和动物在接受射线照射后最严重的远期病理变化。从乳腺暴露射线到发生乳腺癌通常有10~15年的潜伏期，最短潜伏期为5年。一般来讲，年轻人受到照射后发生乳腺癌的潜伏期较老年人长。

最近的研究使人们更详细地了解二者之间的联系。女性的乳腺在其一生中有两个放射敏感期：第一个敏感期是妇女初产前期，这个时期刚好是初潮年龄即10~19岁；第二个敏感期是哺乳期。在第一次妊娠时暴露于射线的危险性比在此之前和之后要高。未生育的妇女乳腺暴露于射线而产生的乳腺癌的危险性要比曾生育的妇女高。总之，经期、妊娠期对放射线均敏感，应尽量避免。

另外，辐射的危险程度还取决于接受射线的剂量。多次小剂量暴露的危险性与相同剂量一次暴露的危险性相同。因为低剂量多次暴露在射线中有辐射剂量的积累效应。

环境是人类赖以生存的空间，对人的健康起着至关重要的作用。影响环境变化的因素，既有天然因素（如火山爆发、地震等），也有人为因素（如化学污染、放射线污染等）。为了全人类的健康，人们应当努力改善生存环境，养成良好的生活习惯，减少恶劣环境给人体造成的影响和破坏。

精神因素与乳腺癌的发生有关吗？

在讨论癌症发病的各种因素中，精神因素往往是最常见的重要因素之一。因为人体是一个特殊的有机体——有思想、有感情，心理活动极其复杂；人赖以生存的空间是一个错综复杂的环境，自然空间和人类社会对人体产生着多种多样的刺激。人们对这些刺激的反应也千差万别：有的人积极进取，巧妙排解；有的人激愤怨天，怒发冲冠；有的人踌躇忧郁，悲观厌世。心理学研究发现，各种不同的精神反应都会对人体抗御疾病的能力产生影响，良好情绪能够提高人体内的脏器协调和抗御疾病的能力；反之，不良情绪会诱发脏器功能紊乱和降低抗御疾病的能力。神经系统通过调节自主神经功能来维持人体的基本生理活动。内分泌系统通过"大脑皮层—下丘脑下部—脑垂体—内分泌腺体"这个复杂的反馈调节系统，完成对机体生命活动的控制和调节。当遭到严重的精神刺激等心理打击时，人体将发生一系列变化，导致神经内分泌系统的平衡失调，体内各个系统中的神经递质如儿茶酚胺、去甲肾上腺素、多巴胺、5-羟色胺、乙酰胆碱等代谢产物在体内积聚，体内内分泌激素的分泌水平和比例也将发生相应的变化，这些结果都将影响机体防御癌变的功能。免疫机制是机体的防御系统，在抗御外来病原体、监视体内细胞突变、清除破损细胞等方面发挥重要作用，一旦失控，便会给癌细胞留下发生和发展的空隙。

在众多的乳腺癌患者中，不难发现有相当多的患者在心理、性格上存在有一定的缺陷和不同程度的病态表现。这些人在癌症发病前往往有精神创伤或长期处于情绪压抑、郁闷忧愁、精神压力过大的状态。有些人性格内向，好生闷气，脾气古怪，多疑多虑。有些人长期夫妻不和或离异独居，或因亲人病故，或生活上、事业上屡遭挫折，工作及生活极度紧张、劳累等等。尽管每个人的经历和情感各不相同，但精神负荷过重，长期郁闷、压抑都是其基本特征。从乳腺癌发病率的趋势看，城市多于农村，知识妇女多于一般女性。分析这种发病的特点，在去除生活环境、饮食习惯等因素的影响外，不难发现与这些女性的生活节奏快，精神压力大，经常处于紧张、焦虑的情绪状态之中相关。临床上也存在着现象：在发生乳腺癌的患者中，性格开朗、"想得开"的患者往往预后较好；而精神压力大，忧心忡忡的患者往往生存率低。

精神因素与癌症的关系越来越受到人们的重视。随着生物医学模式向"生物–心理–社会医学模式"转变，精神因素与癌症的关系越来越受到人们的普遍重视。无论从预防还是从治疗的角度看，保持良好的心理状态、培养良好的心理素质、积极治疗各种心理创伤是预防乳腺癌以及其他疾病的重要手段。

症状篇

◆ 乳腺增生症的乳房胀痛有何特点?

◆ 腋下或肩背疼痛不适也可能与乳房有关吗?

◆ 无痛性乳房肿块一定是良性肿瘤吗?

◆ 为什么无痛性乳房肿块更要引起重视?

◆ 为什么有些乳房肿块会时而大、时而小?

◆ ……

乳腺增生症的乳房胀痛有何特点？

乳腺增生症的乳房胀痛常表现为月经前的胀痛或刺痛，可累及一侧或两侧乳房，以一侧偏重多见，疼痛严重者不可触碰，活动时疼痛加重，甚至影响日常生活及工作。疼痛以乳房肿块处为主，亦可向患侧腋窝、胸胁或肩背部放射；有些则表现为乳头疼痛或痒。乳房疼痛常于月经前数天出现或加重，行经后疼痛明显减轻或消失；疼痛亦可随情绪变化而波动。这种与月经周期及情绪变化有关的疼痛是乳腺增生症临床表现的主要特点。

腋下或肩背疼痛不适也可能与乳房有关吗？

乳腺的良性增生性疾病常常会引起同侧腋下或肩背部的牵涉性疼痛，特别是乳腺尾部的增生性病变。同时乳腺的炎性病变也会由于会引起腋下淋巴结的肿大而导致腋下的疼痛。这些疼痛经常会随着同侧肩部的活动而加剧。早期的乳腺癌一般没有疼痛，甚至患者没有任何症状，但个别患者腋下淋巴结肿大先于乳房肿块出现，甚至病理活检已发现转移性淋巴结肿大但仍然找不到乳腺的原发灶。炎性乳腺癌早期表现为乳房的无痛性肿大，随后出现乳房发红、变硬，可伴有疼痛，极少数会有腋下和肩背部的牵涉痛。由于乳房的良性、恶性病变均可出现腋下或肩背部的疼痛，个别患者腋下或肩背部的牵涉性疼痛先于乳房出现，因此患者和医生都应高度警惕，仔细体检，认真查找疼痛原因，对原因不明者密切随访，防止漏诊，以免延误治疗。

无痛性乳房肿块一定是良性肿瘤吗？

大多数无痛性乳房肿块为乳腺纤维腺瘤，是乳腺良性肿瘤，但很多乳腺癌在临床上也常常以乳房肿块为唯一表现，较早期时通常无明显疼痛不适感，只有到晚期局部皮肤出现溃烂、浸润，才会出现疼痛，所以乳腺发现无痛性乳房肿块并非一定是良性肿瘤。任何年龄段的妇女，一旦发现乳房肿块，都应立即到医院做进一步检查。

为什么无痛性乳房肿块更要引起重视？

发现乳房肿块，不论疼痛与否，都是乳腺疾病的表现，有些甚至是乳腺癌的症状，决不可掉以轻心。有些患者对乳房疾病的认识有一个误区，认为自己乳房上长一个"小疙瘩"，不疼不痒，不用去管，只有感觉疼痛了才是生了病，其实这是错误的。临床上，越是不痛的乳房肿块，越应该予以重视。因为无痛性的乳房肿块恰巧是乳腺癌的特征之一，约有60%以上的患者初期均表现为无痛性的乳房肿块。一般来讲，炎症性的乳房肿块，常常伴有比较剧烈的乳房疼痛，肿块局部还伴有明显的红、肿、热、痛等炎症性反应，肿块可化脓破溃，经过抗感染治疗加局部引流后，炎症消退，肿块可消失；增生性的乳房肿块，常常伴有经前期的乳房胀痛，月经过后，疼痛可减轻，肿块亦可随之有所缩小，肿块常常为多发性的，质地柔软或者韧实，局部可以有轻到中度的触痛，经过药物对症治疗后可有不同程度的好转；肿块常呈进行性增大，具有单发、质硬、活动度差等恶性肿块的特征。当然，乳腺纤维腺瘤的肿块也没有疼痛感，也常常于无意间发现，但纤维腺瘤通常好发于青年女性，而且可呈多发性，肿块多为规则的圆形，质地韧实，边界清楚，活动度大，一般直径不超过3~4厘米，几乎从不发生皮肤的溃烂浸润，这些都是与恶性肿块的重要不同之处。总之，无论您通过何种途径发现了乳房肿块，特别是无痛性肿块，都应给予高度重视，立即到医院就诊，以尽快明确诊断。即使经医院检查提示已排除肿瘤，也应进行定期随访，因为经验告诉我们，某些乳腺增生引起的乳腺团块，可能出现异常增生而致最终的癌变。

为什么有些乳房肿块会时而大、时而小？

乳腺组织和子宫内膜一样，都是性激素的靶器官，会随着人体内性激素的周期性变化而出现增生和复旧。有些细心的患者也许会发现，自己的乳房肿块会时而大、时而小，正是性激素周期性变化的结果。如果肿块出现时大时小的变化，不用害怕，因为这恰恰提示这些肿块是乳腺增生症的表现。乳腺组织在一个月经周期中会发生增生与复旧的变化，在这个周而复始的变化中，如果由于内分泌的紊乱而影响了其自然变化过程，造成了增生过度而复旧不全，久而久之则导致乳腺增生症，临床上就表现为乳房肿块，伴有乳房疼痛等。由于乳房肿块也受内分泌激素的影响，因此在每一个月经周期中，肿块都会随着整个乳房的变化而改变，表现为经前期肿块较大、变硬，触痛明显，严重时甚至不可触碰；月经过后，肿块又有所缩小、变软，触痛也大为减轻。另外，还需说明的是，有些患者的乳腺增生症或乳腺纤维腺瘤等良性乳房肿块，在妊娠期、哺乳期，由于体内雌性激素水平的骤然升高，可能会在较短的时间内突然增大，妊娠期、哺乳期过后，又会有所缩小。相反，乳腺癌的肿块往往表现为持续性的增大，个别甚至是进行性的增大。当然，也要警惕良性乳房肿块恶变的可能。一般来讲，如果肿块很快，甚至直径逾5~6cm仍不停止生长，即使辅助检查无恶性征象，必要时也应考虑予以手术切除进行病理切片检查。

青春期多发性乳房肿块多见于什么情况？

青春期多发性乳房肿块好发于20岁左右的年轻女性。女性到了青春期后，卵巢功能逐渐发育成熟，雌性激素作用增强，刺激乳房发育。乳腺纤维腺瘤是女性乳腺最常见的良性肿瘤，约占乳腺良性肿瘤的75%。常见于18~25岁青年女性，肿瘤多为单发，少部分为多发，也可两侧乳腺同时出现。研究表明，乳腺纤维腺瘤的发生、发展与雌激素的刺激关系密切，因此月经来潮前或绝经后少见。乳腺纤维腺瘤好发于乳腺的外上方，多表现为球形肿块，肿块边界非常清晰，表面光滑，在乳腺内很容易被推动。除肿块外，患者多无其他感觉。肿块一般生长缓慢，可以多年无变化。但在妊娠或哺乳期，随着激素水平的变化，肿块可迅速增大，发展成为巨大的肿瘤，肿块直径>7cm时，称之为巨纤维瘤。乳腺纤维腺瘤由上皮组织和纤维组织两种成分构成，虽然上皮组织癌变的概率很小，但纤维组织恶性变的可能性略大，有发展成为肉瘤的可能，总的来说有0.038%~0.12%的恶变率，因此一旦诊断乳腺纤维腺瘤，一般仍建议手术切除为好。

乳房肿块生长缓慢一定是良性的吗？

大多数乳房良性肿块生长速度缓慢且长到一定程度就停止生长，肿块表面光滑，与皮肤不粘连，摸上去肿块的质地一般很软，且形状规则，边缘清楚，能够容易地在乳房内移动，而且淋巴结无肿大现象。反之，恶性肿块生长速度迅速且可长到巨大型，肿块表面粗糙、不光滑，形似毛刺状，摸上去质地都很硬，常发生粘连区域淋巴结肿大。当然这些方法仅是用在那些非常典型的良、恶性乳房肿块的鉴别上，但由于乳房肿块临床表现各种各样，有一些少见的恶性肿瘤如乳腺纤维肉瘤、交界性囊肉瘤、恶性淋巴瘤生长规律往往起先多为一小肿块，长期缓慢增长，而突然又迅速增大。因此临床上一旦发现乳房肿块，不论其大小及性状，有无痛感，都应立即就医检查。

乳腺增生症的乳房肿块有哪些特点？

乳腺增生症的乳房肿块通常表现为女性一侧或者两侧乳房发现单个或多个肿块。乳房肿块多发乳房外上方，多见片块状，有时也呈现细节状、颗粒状甚至也有的呈条索状。肿块大小不一、边界模糊，会有触痛感，大的肿块会超过4cm，小肿块蚕豆大小。乳腺增生症的乳房肿块一个显著特点是肿块往往随着月经周期的规律而伴有疼痛和大小变化。由于临床上乳腺增生症非常多见，因此要警惕增生性肿块与其他病变同时存在的可能。

乳腺良性肿瘤的乳房肿块有何特点？

在乳腺良性肿瘤中，表现为乳腺肿块的也不少见，其中最常见的是乳腺纤维腺瘤。该病以年轻女性多见，40岁以上发病率低。肿瘤常为实性、质韧、有完整包膜、表面光滑、触摸有滑动感，一般无皮肤粘连，亦不引起乳头回缩。导管内乳头状瘤，肿块常很小，不易扪及。稍大者可在乳晕周围扪及小结节，临床以乳头溢液为主要症状。乳腺小叶增生很少形成清晰的肿块，而以局部乳腺组织增厚为主，质地较韧，无包膜感，在月经来潮前常有胀痛。乳腺良性肿瘤虽然有其比较明显的临床特点，但不能排除某些恶性乳腺肿瘤在其较早的时期也会以"良性"的面目出现，这就是为什么医生经常会建议患者进行活组织检查的原因。

乳腺恶性肿瘤的乳房肿块有何特点？

（1）数目：乳腺癌以单侧乳腺的单发肿块为多见，单侧多发肿块及原发双侧乳腺癌临床上并不多见。但随着肿瘤防治水平的提高，患者生存期不断延长，一侧乳腺癌术后，对侧乳腺发生第二个原发癌肿的机会将增多。

（2）大小：早期乳腺癌的肿块一般较小，有时与小叶增生或一些良性病变不易区分。但即使很小的肿块有时也会累及乳腺悬韧带，而引起局部皮肤的凹陷或乳头回缩等症状，较易早期发现。以往因医疗保健水平较差，来就诊时，肿块往往较大。现今，随着乳腺自我检查的普及和普查工作的开展，临床上早期乳腺癌有所增多。

（3）形态和边界：乳腺癌绝大多数呈浸润性生长，边界欠清。有的可呈扁平状，表面不光滑，有结节感。但需注意的是，肿块越小，上述症状越不明显，而且少数特殊类型的乳腺癌可因浸润较轻，呈膨胀性生长，表现为光滑、活动、边界清楚，与良性肿瘤不易区别。

（4）硬度：乳腺癌肿块质地较硬，但富于细胞的髓样癌可稍软，个别也可呈囊性，如囊性乳头状癌。少数肿块周围，有较多脂肪组织包裹，触诊时有柔韧感。

（5）活动度：肿块较小时，活动度较大，但这种活动是肿块与其周围组织一起活动，与纤维腺瘤活动度不同。若肿瘤侵犯胸大肌筋膜，则活动度减弱；肿瘤进一步累及胸大肌，则活动消失。让患者双手叉腰挺胸使胸肌收缩，可见两侧乳腺明显不对称。晚期乳腺癌可侵及胸壁，则完全固定，肿瘤周围淋巴结受侵，皮肤水肿可以呈橘皮状，称"橘皮征"，肿瘤周围皮下出现结节称"卫星结节"。

乳头溢液要观察哪些情况？

乳头溢液是乳房疾病比较常见的症状之一，也可能是全身许多疾病的临床表现之一。产生乳头溢液的原因很多，有生理性的，也有病理性的，其中也可能是乳癌的表现之一。乳头溢液常要观察以下情况：

1.溢液是真性还是假性

真性溢液是指液体从乳腺导管内流出。假性溢液常见于乳头凹陷者，由于乳头表皮脱落细胞积存于凹陷处，引起少量形似液性豆渣样的渗出，时常有臭味，一旦拉出凹陷的乳头，保持局部清洁，溢液即会消失。

2.溢液是生理性的还是病理性的

双侧性溢液有可能是生理性的，如停止哺乳一年内，多数女性仍会有少量乳汁分泌；妊娠中晚期，一些孕妇的双乳可挤出少许清淡色的初乳；少数女性在强烈的性高潮后，由于乳房血管高度充血，乳房胀大，乳头勃起，也会出现短时间的溢乳；女性进入围绝经期，由于内分泌紊乱会使部分女性分泌少量乳汁。以上都属生理情况，不是病态。乳头溢液也可以是病理的，如一种叫溢乳–闭经综合征的病，是由于垂体微腺瘤引起，除溢乳外还伴有闭经、头痛、视野变窄，血中催乳素升高等，脑部CT检查可确诊。另一种双乳头溢液见于少许乳腺增生的患者。

3.溢液是单孔还是多孔

乳头有15~20个乳管的开口。出现溢液时要观察液体从哪一个或几个开口溢出。单孔溢液多为乳腺导管内乳头状瘤。多孔溢液可能是生理性的、药物性的、全身良性疾病或乳腺增生症。

4.溢液是自行外溢还是挤压后溢出的

前者多为病理性的，乳癌患者约13%有自发性溢液史。良性或生理性溢液以挤压后溢液多见。

5.溢液的性状

乳房不同的疾病，其溢液时的性状也不一致。如：

（1）乳汁样溢液：多为生理性，如断奶后或流产后的近期，不是癌症的表现。

（2）脓性溢液：多为导管扩张症、浆细胞性乳腺炎。

（3）淡黄色溢液：是最常见的一种溢液，几乎见于各种乳腺疾病，以乳腺增生症为多见。也有一部分为导管内乳头状瘤或乳腺癌。因此，这是需要提高警惕的。

（4）血性溢液：可为鲜红色、咖啡色、淡黄色、褐色等不同的颜色。此种溢液是危险的信号，应高度警惕，其中50%~75%为导管内乳头状瘤，15%为乳腺癌。如血性溢液发生于绝经后，则75%是乳癌。

总之，乳头溢液是一个重要的乳房症状，其中10%~15%可能是乳癌。出现症状要及时到医院就诊。

血性乳头溢液一定是乳腺癌吗？

血性溢液，可为鲜红色、咖啡色、棕色、褐色等不同的颜色。此种溢液是危险的信号，应高度警惕，但并非出现血性乳头溢液一定是乳腺癌，因为其中有极少数仅因导管扩张，导管壁毛细血管破裂引起，有50%~75%为导管内乳头状瘤，此为良性疾病，大约15%为乳腺癌。如血性溢液发生于绝经后，或伴有乳晕旁质硬肿块，则乳腺癌的可能性极大。如果出现血行乳头溢液，特别是单侧单孔，也不管是挤出还是自发溢出，都必须到医院再进一步检查。

乳房肿块伴有发热常见于哪些情况？

乳房肿块伴有发热常见于急性乳腺炎，开始时患者乳房胀满、疼痛，哺乳时更甚，乳汁分泌不畅，乳房肿块或有或无，皮肤微红或不红，或伴有全身不适、食欲欠佳、胸闷烦躁等。化脓期局部乳房变硬，肿块逐渐增大，此时可伴高热、寒战、全身无力、大便干燥、脉搏加快、同侧淋巴结肿大、白细胞增多，常可在4~5日形成脓肿，可出现乳房跳痛，局部皮肤红肿透亮，肿块中央变软，按之有波动感，若为乳房深部脓肿，可出现全乳房肿胀、疼痛，高热，但局部皮肤红肿及波动不明显，有时一个乳房内可同时或先后存在数个脓腔。

乳腺癌的乳头改变有哪些？

乳腺癌患者若有乳头异常改变，通常表现为乳头糜烂或乳头回缩。

（1）乳头糜烂：是乳腺Paget病的典型表现，常伴瘙痒，约2/3患者可伴有乳晕或乳房其他部位的肿块。起初，只有乳头脱屑或乳头小裂隙。乳头脱屑常伴有少量分泌物并结痂，揭去痂皮可见鲜红糜烂面，经久不愈。当整个乳头受累后，可进一步侵及周围组织，随着病变的进展，乳头可因之而整个消失。部分患者也可先出现乳腺肿块，而后出现乳头病变。

（2）乳头回缩：当肿瘤侵及乳头或乳晕下区时，乳腺的纤维组织和导管系统可因此而缩短，牵拉乳头，使其凹陷、偏向，甚至完全缩入乳晕后方。此时，患侧乳头常较健侧高。乳头回缩可能出现在早期乳腺癌，但有时也是晚期体征，主要取决于肿瘤的生长部位。当肿瘤在乳头下或附近时，早期即可出现；若肿瘤位于乳腺深部组织中，距乳头较远时，出现这一体征通常已是晚期。

乳腺癌的常见皮肤改变有哪些？

（1）皮肤粘连：乳腺位于深浅两筋膜之间，浅筋膜的浅层与皮肤相连，深层附于胸大肌浅面。浅筋膜在乳腺组织内形成小叶间隔，即乳房悬韧带。当肿瘤侵及这些韧带时，可使之收缩，变短，牵拉皮肤形成凹陷，状如酒窝，故称"酒窝征"。当肿瘤较小时，可引起极轻微的皮肤粘连，不易察觉。此时，需在较好的采光条件下，轻托患乳，使其表面张力增大，在移动乳房时多可见肿瘤表面皮肤有轻微牵拉、凹陷等现象。如有此症状者应警惕乳腺癌可能，良性肿瘤很少有此症状。

（2）皮肤浅表静脉曲张：肿瘤体积较大或生长较快时，可使其表面皮肤变得菲薄，其下浅表血管，静脉常可曲张。在液晶热图和红外线扫描时更为清晰，常见于乳腺巨纤维腺瘤和分叶状囊肉瘤。在急性炎症期、妊娠期、哺乳期的肿瘤也常有浅表静脉曲张。

（3）皮肤发红：急性、慢性乳腺炎时，乳腺皮肤可有红肿。但在乳腺癌中，主要见于炎性乳腺癌。由于其皮下淋巴管全为癌栓所占可引起癌性淋巴管炎，此时皮肤颜色淡红到深红，开始比较局限，不久扩展至大部分乳房皮肤，同时伴皮肤水肿、增厚、皮肤温度升高等。

（4）皮肤水肿：由于乳腺皮下淋巴管被肿瘤细胞阻塞或乳腺中央区被肿瘤细胞浸润，使乳腺淋巴管回流受阻，淋巴管内淋巴液积聚，皮肤变厚，毛囊口扩大、深陷而显示"橘皮样改变"。在肥胖、下垂的乳房常见其外下方有轻度皮肤水肿，如双侧对称，乃因局部循环障碍所致；如为单侧，则要慎重，提防癌瘤可能。

（5）此外，晚期乳腺癌尚可直接侵犯皮肤引起溃疡，若合并细菌感染，气味难闻。癌细胞若浸润到皮内并生长，可在主病灶的周围皮肤形成散在的硬质结节，即"皮肤卫星结节"。

腋下肿块提示什么情况？

如果患者发现腋下肿块，质地较软，偶伴有月经期前胀痛，则腋下副乳腺的可能性最大。发生于腋部的副乳常为完全型，其体积较大，月经来潮前可膨胀或疼痛，妊娠期增大明显，哺乳期可有泌乳，胸前方者多为不完全型，体积较小，或仅有副乳头。其他部分大多数仅有副乳头。副乳多数情况下无任何症状，但也有29%的副乳具有泌乳的功能。一般情况下，副乳腺除了有碍视觉美观以外，不影响人体的健康，故无须治疗。但也有部分副乳腺可发生腺瘤和癌。副乳腺癌主要见于女性，男性罕见，发病率约占乳腺癌的1%左右。人体任何部位的副乳腺均可发生癌，但腋部者多见。副乳腺癌一般表现为腋前皱襞处质硬、活动和边界不清的无痛性肿物，生长迅速。

乳腺癌的淋巴转移，主要表现是腋淋巴结肿大、锁骨上淋巴结肿大和对侧锁骨上淋巴结肿大。在转移初期，淋巴结小而硬，触诊时可有"砂粒样"感觉。部分病例可触不到明显肿块，仅有腋窝或锁骨上窝"饱满"感觉，少数患者可以有轻微疼痛等不适感。随着癌细胞的增殖，可越来越清楚地触及肿大的淋巴结，并感觉到"石头"一样的硬度；进一步发展，可出现多个肿大淋巴结相互融合成团，淋巴结的位置也完全固定。此时还可出现局部神经和静脉受压迫的症状和体征，如同侧上肢水肿或疼痛等等。在临床上，确诊淋巴结转移的重要方法是进行活组织病理检查。经过多年的探索，针吸活检被认为是最简便有效的方法之一，其次是完整的淋巴结摘除活检。而淋巴结部分切取活检则由于可能促进癌细胞转移和刺激局部浸润扩展，应当予以避免。总之，无论是在同侧或对侧乳房发现有肿块，一旦在腋窝发现有肿大坚硬的淋巴结，都应当及时接受专科医生的检查和诊断，必要时应当进行组织活检。

还有少数患者仅腋下一枚淋巴结肿大伴压痛，劳累或机体免疫力下降时加重，有可能是良性的淋巴结炎；还有仅仅腋下皮肤的皮脂腺囊肿也被部分患者误以为腋下肿块，一般门诊外科手术就能治疗。

诊断与鉴别诊断篇

- ◆ 乳房体格检查包括哪些内容?
- ◆ 进行乳房自我检查应注意什么?
- ◆ 乳腺X线检查是所有乳腺疾病的首选吗?
- ◆ 什么是乳房全数字化X线摄影?
- ◆ 哪些患者需要定期进行乳腺X线检查?
- ◆ ......

乳房体格检查包括哪些内容?

乳房体格检查主要是通过视诊及触诊来检查乳房的形态、乳房皮肤表面的情况、乳头乳晕的情况、乳房肿块、乳头溢液等情况,还有区域淋巴结检查及全身检查。

(1)乳房形态:乳房外观、大小及位置是否对称。

(2)乳房皮肤表面的情况:乳房皮肤的色泽及有无水肿、皮疹、溃破、浅静脉怒张、皮肤皱褶及橘皮样改变。注意皮肤的温度是否正常。

(3)乳头乳晕情况:乳头有无畸形、抬高、回缩、凹陷、糜烂及脱屑;乳晕颜色有无异常,有无湿疹样改变等。

(4)乳房肿块:乳房肿块的位置、形态、大小、边界、数目、质地、表面光滑度、活动度及有无触痛等。主要通过触诊来检查。一般来讲,双侧多发并伴有周期性乳痛的肿块以良性病变可能性大;而单侧单发的无痛性肿块在乳癌的高危人群需警惕恶性病变的可能。

(5)乳头溢液情况:需检查乳头有否溢液,并详查其是自行溢出还是挤压后而出、单侧还是双侧、是单孔还是多孔、性状如何等。

(6)区域淋巴结情况及全身情况:由于乳腺癌常易发生腋下及锁骨上区淋巴结转移,故乳房部的体格检查应常规检查上述区域的淋巴结的大小、质地及活动度等。部分隐匿性乳腺癌仅仅以腋下淋巴结肿大为唯一体征,即使没有乳房肿块扪及,也不可忽视腋下检查。

进行乳房自我检查应注意什么?

乳腺肿瘤是严重危害女性健康的恶性肿瘤。因其处于体表,如果平时留心勤于检查,乳腺肿瘤易于被早期发现。乳腺肿瘤的早期治愈率可达80%~90%。其实,只要掌握检查方法,自己在家里就可以进行简便的乳腺肿瘤自查。

(1)自我检查的内容:检查主要包括直观和触诊两种方法。脱去上衣,在穿衣镜前观看两侧乳房是否对称，皮肤是否光泽，色泽是否正常，有无静脉扩张和水肿。之后双臂上举，观看两侧乳房是否在同一水平线上，乳晕的颜色是否一样，皮肤有无点状凹陷，有没有橘皮样改变，是不是存在区域性凹陷（酒窝征），乳头皮肤有无脱落或糜烂，乳头有无提高或回缩现象。接着弯腰，使双乳略下垂，观看双侧乳房是否对称。最后，双手掐腰，使胸大肌收缩，观看双乳形态是否正常。触诊时可躺在床上，被检测手臂上伸，被检测肩部用枕头垫高，用对侧手指的扁平部触摸乳房，手指要并拢伸开，手掌手指成一平面，触摸乳房（不可掐捏），由下到上，由内到外看有无增厚或肿块，若触及肿块，则要确定肿块的大小、硬度，是否活动，有无压痛和是否与周围皮肤粘连等。检查乳头有无异常，有无溢液、溢血等。用手指依次在腋下检查腋窝及腋窝淋巴结，一般情况下，腋窝淋巴结是触摸不到的。若在腋窝摸到了淋巴结，应特别注意其大小、部位、数目、硬度，以及是否活动，有无压痛，是否与皮肤粘连等。

（2）检查间隔的具体时间：在一般情况下，检查应每月坚持一次，如果近期自检发现双侧乳房不对称、乳房有肿块或硬结或质地变硬、乳房皮肤有水肿、凹陷，乳晕有湿疹样改变，乳头有溢液、溢血等异常现象，应立即去医院向专科医生咨询并检查。自我检查的时间应选择在月经来潮后的第9~11天，此时雌激素对乳腺的影响最小，乳腺处于相对静止状态，因此容易发现病变。

乳腺X线检查是所有乳腺疾病的首选吗？

乳腺X线钼靶摄影是目前世界上公认的检查早期乳腺癌最有效的方法之一。由于乳腺组织和早期乳腺癌诊断的特殊性，进行X线摄影时乳腺要接受较高的辐射剂量。而乳腺是辐射敏感器官，接受X线辐射后较其他组织器官容易诱发癌变。接受辐射的女性越年轻，诱发癌变的危险度越高。

国际癌症研究机构曾经公布了一份研究结果，"年龄在50~69岁的妇女，如果定期做乳腺X线摄影检查，可以使死于乳腺癌的危险减少35%"。

但他们也发现"乳腺X线摄影普查对40岁以下和69岁以上的妇女效果不够理想"。

在美国，女性被建议从40岁开始每年做一次乳腺X线摄影检查。在英国和其他国家，女性开始做检查的年龄大一些，检查的次数也没有美国那么多。因此，40岁以下，尤其是35岁以下无自我感觉症状、又无乳腺癌家族史的女性要慎重考虑是否首选乳腺X线摄影检查。

什么是乳房全数字化X线摄影？

数字化乳腺钼靶摄影是一种利用X线的物理性能及人体乳房组织不同的密度值，将乳房的图像投影于X胶片上进行观察的诊断方法，是传统放射技术与现代计算机技术相结合的一种数字化影像新技术，它最终将普通X线摄影的模拟图像转化为可被量化处理的数字化图像。它的优点是：①无须洗片，显像时间短。②图像的对比度和明暗度可以调节。③可疑的区域可以放大。④使计算机辅助图像分析成为可能。⑤可以降低再次检查率和假阳性率。

哪些患者需要定期进行乳腺X线检查？

为了实现乳腺癌的早期发现，定期进行乳腺X线检查是行之有效的方法。对于50岁以上的女性，建议1~2年做一次双侧乳腺X线检查。若有乳腺癌高危因素者，如家族乳腺癌病史、既往乳腺癌史、良性肿瘤及活检史，或者月经初潮在13岁以前、第一胎足月生产在30岁以后、绝经在55岁以后等，建议40~49岁阶段就开始每年一次的乳腺X线检查。在定期乳腺X线摄影的同时，还可以结合每月一次的自我检查和定期的临床体检。也有专家指出，由于35岁以下的妇女乳腺较致密，X线检查常不易发现病灶；而且此时的乳腺组织对放射线的损伤较敏感，故乳腺X线摄影不适于35岁以下的妇女。定期进行乳腺X线检查的目的主要是早期发现乳腺癌。国外一般建议：每位年龄在35~40岁之间的女性要做一次乳房X线摄影，可与未来做的乳房摄影对照，以比较其中的变化，通常称作基准的乳房摄影。40~49岁的女性每隔一年要做一次，50岁以上则需每年检查一次。

参考国外的建议，结合我国的国情，当遇到以下情况时，要考虑进行定期乳腺X线检查：

（1）35岁以上有母系（母亲、姐妹等）乳腺癌家族史者。

（2）高龄（35岁以上）初产或从未生育的女性。

（3）曾患乳腺良性病变（如良性肿瘤、乳腺增生症等）者。

（4）曾患对侧乳腺癌的患者。

（5）临床或其他检查怀疑有病变者。

（6）绝经期较晚（>55岁）的女性。

（7）女性（>35岁）乳房较大，临床触诊不满意者。

进行乳腺X线检查要注意哪些问题？

乳腺X线摄影没有特殊的禁忌证，但妊娠期女性为了避免X线对于胎儿发育影响，尽量不做这项检查。已经明确诊断的乳腺癌患者，特别是肿块非常大情况下，为了减少因挤压促使肿瘤细胞扩散的机会，不宜作为常规检查。对年龄较轻、小乳房、致密型乳房患者，因其操作相对复杂，价格相对较高且有一定的辐射损伤，一般首选乳腺超声检查。此外，哺乳期的患者、炎性肿块、男性乳房异常发育症或男子乳癌亦应慎用X线检查。距上次乳房X线检查时间尚不足3个月者，最好选用其他检查方法，以免短时间内接受过多的X射线。乳腺癌术后安装假体者，亦不宜用X线检查，应选用其他影像检查，比如乳腺超声检查和MRI诊断。

乳腺X线摄影会致癌吗？

从理论上讲，经常接受乳腺X线辐射的女性是乳腺癌的高危人群，但是乳腺癌的流行病学调查又告诉我们：由于该项技术的应用，早期乳腺癌的发现率大幅提高，乳腺癌的治愈率也明显上升，而全数字化的乳腺钼靶机的发明，更是为乳腺疾病的防治带来了福音。乳腺X线摄影就如同透视、CT检查一样都要接触少量的X线射线，但由于现代乳房X线摄影装置的不断改进，已使受检查者的吸收剂量每次检查（包括侧位及轴位两个投照位置）低到<1rad，这是能为人体所承受的，这个剂量的放射线致癌危险性已接近自然发病率。只要是按照医生的医嘱进行检查，一般是不会因放射线而得癌症的。

乳腺钼靶X线摄影操作应注意什么？

（1）每天开机后，X机进行常规的检查，使设备处于良好的工作状态。

（2）保证适宜的室内温度，特别是在气候较凉的季节，避免压板因温差引起患者不适，减轻其紧张情绪，以配合摆位。应使患者处于既有利于投照又相对舒适的体位。

（3）投照时要对乳房进行适当的压迫，使乳房前部和后部厚度差别减少，避免因呼吸或体位移动而产生的模糊，提高投照的清晰度。

（4）操作加压时应尽量压至最小厚度，应力求最大限度地显示乳房各部分。除斜位外，乳头应处于切线位置。应避免乳房皮肤产生皱褶而使其影像与皮肤局限性增厚相混淆。但若疑为恶性肿瘤则不宜加压过重。哺乳期的乳房投照前要用吸奶器将乳汁吸尽，这样有利于均匀投照。

（5）摄片时应注意两侧同时投照，每一侧均进行侧位及轴位投照，以便读片时两侧进行比较，准确判断病变性质及病变部位，同时，也有利于隐匿性乳癌的检出。因两侧乳房有时可由于生理或病理的原因失去了对称性，此时则应根据具体情况调整投照条件。除侧位及轴位以外，有时尚需特殊投照位置，如斜位、切线位、腋下位等。操作时应避免动作粗鲁，使患者精神放松，局部无痛苦。

（6）要根据乳腺的大小及其类型确定投照条件。一般来讲，青春期、妊娠期及哺乳期的妇女，多数未婚、未育或产后未曾哺乳的育龄妇女乳房组织较厚而致密，投照条件宜较高；月经期因腺泡增生，小叶周围充血、水肿，投照条件宜稍高；断乳后退化的腺体，因乳腺已为大量的脂肪组织或结缔组织所替代，投照条件宜较低。

常用的乳腺摄片摆位有哪几种？

（1）乳腺的投照位置：可有正位（轴位CC，或称上、下位及头尾位）、侧位（亦称外内侧位LM及内外侧位ML）、侧斜位（可分为内外侧斜位MLO和外内侧斜位）、局部点片及点片放大摄影等。标准的检查包括两个乳房分别在内外侧斜位（MLO）、轴位（CC）的X光透照，共4次曝光。

（2）乳房压迫成像：作为一个附加的投照位置，有时有很大的诊断价值。患者站或坐在钼靶机前，技术员将乳房放在托板上，然后缓慢压迫乳房曝光。

以上几种投照法是乳腺摄影常用的位置，究竟哪种位置合适，应根据病变位置灵活应用，原则上是病变部位应明确包含在显影范围内、病变尽可能贴近感光平板。

正常乳房的X线片图像是什么样的？

正常乳腺在X线片上表现为圆锥形，底部坐落在胸壁上，尖为乳头，各种解剖结构在质地优良且有足够脂肪衬托的X线片上一般均可一一见到，依次表现：乳头、乳晕、皮肤、皮下脂肪层、悬吊韧带、浅筋膜层、乳导管、腺体、乳腺后脂肪线、乳腺血管（仅大的静脉可以显示）。正常X线表现只是相对而言，指大多数女性所有的X线表现。判断时应注意双侧对比，在大多数情况下，两侧乳房的X线表现应是基本对称的，仅少数正常人两侧可不对称。尚需密切结合年龄、临床情况及体检所见。

正常乳房的X线片有哪几种分型？

由于正常乳腺的X线表现个体差异很大，缺乏恒定的X线型式，故目前尚无统一的分型标准。

专业上乳腺的X线分型一般采用WOLFE氏法（1976），分以下5种：

（1）N1型：指乳腺结构全部或几乎全部由脂肪组织构成，在透亮的脂肪背景上可以看到"乳腺小梁"的表现。随年龄不同，其表现可略有不同。年轻的女性有时可见到一些残存的致密区。在30岁以上的女性人群中，呈此型表现者约占41.4%。

（2）P1型：指乳腺主要由脂肪组织组成，但在乳晕下或外上象限，可见念珠状或索条状导管影。它的边缘较模糊，大小自1mm至3~4mm，范围不超过全乳体积的1/4。在30岁以上的女性人群中，约26%呈此型表现。

（3）P2型：与P1型的表现大致相似，但其范围较广，超过全乳1/4，甚至遍布全乳。念珠状阴影融合成较大的斑片，但其周围仍保持模糊的特征。在30岁以上的女性人群中也占26%。未曾生育过的女性，到老年时常呈P1或P2型表现。

（4）DY型：以结缔组织增生为主的乳腺，乳腺实质的密度普遍增加。X线上呈现大片致密区，占乳腺大部或全部。可在致密区间夹杂大小不等的脂肪岛影，也可密度均匀。组织学上此型常有韧带样纤维增生、腺病及小的囊性增生。30岁以上女性7%呈此型表现。

（5）QDY型：X线表现与DY型相同，但年龄在40岁以下。青春期女性多属此型。

除WOLFE氏法外，徐开聪等（1974）将正常乳腺分为7型：致密型、分叶型、团块型、束带型、串珠型、萎缩型及消瘦型。徐光炜等（1990）提出将正常乳腺分为4型：致密型、透亮型、索带型及混合型。这些X线分型方法是针对中国女性提出的，在临床也被广泛使用。

乳腺增生症的X线表现是怎样的？

乳腺增生症是最常见的乳腺疾病，由内分泌失调所致，一般认为是由于雌激素、孕激素平衡失调造成的。乳腺增生症的命名复杂，临床及病理学分型也其说不一。从影像学角度可将其分为纤维性增生和囊性增生两种。纤维性增生的X线表现为病变区一局限性致密阴影，无明确境界，较小时容易被忽略，较大时易被认为是腺体的一部分或腺体增生，X线诊断比较困难。还有一种特殊的类型，X线表现为弥漫性的纤维化，整个乳房表现均匀致密，无任何脂肪组织或仅有一薄层脂肪组织，X线表现很典型。囊性增生多见于中年女性，主要症状是出现肿块，可单发或多发，能自由推动。X线表现为囊性阴影，局限性或弥漫性遍布全乳，常呈球形、边缘光滑、锐利，密度近似腺纤维瘤，可均匀或不均匀。极少数因囊内含乳酪样物而表现为脂肪样透亮影。若囊肿较密集，则可因各囊肿之间相互挤压，使囊肿呈新月状表现，或在球形阴影的某一边缘有一弧形缺损。钙化很罕见，若有，则多发生在较大囊肿的囊壁上，有时可见线样钙化。弥漫型者可累及乳房的大部或全部，多系微小囊肿，X线上常未能显示出来，或仅见数个散在的小囊肿。

乳腺纤维腺瘤X线征象如何？

乳腺纤维腺瘤是最常见的乳腺良性肿瘤，由乳腺小叶内纤维组织和腺上皮组成。单发的纤维腺瘤X线表现为圆形或椭圆形阴影，密度均匀近似正常腺体，边缘光滑、锐利、整齐。大小多在1~3cm之间；少数肿瘤可较巨大，形态也可呈分叶状。肿块周围由于脂肪组织的挤压，可出现约1mm宽透亮环（亦称透亮晕）。肿块经X线测量，其大小常较临床测量略大或等大。多发的纤维腺瘤表现为大小不等、密度均匀一致的阴影。青春期致密型乳腺及25岁以下的青年，由于纤维腺瘤中乳腺组织成分较少，缺乏对比，往往肿块显示不良。巨纤维腺瘤的X线表现为孤立的、密度均匀的巨大肿块影，呈分叶状，周围有透亮环，多伴附近的血管增粗、曲张。若纤维腺瘤与癌肿并存时，病变征象多发生于周围部分，因此读片时需特别注意肿块的边缘区域，观察该处是否有微粒钙化、放射状毛刺及粘连等。肿块生长过程中可出现变性、钙化、骨化等，但钙化较少见，可呈细沙状或粗颗粒状等，位于肿块内。钙化可逐渐发展，互相融合而成为大块钙化，占据肿块阴影的大部或全部。某些病例可单纯凭借粗大颗粒状或特征性融合性钙化而做出腺纤维瘤的诊断。

乳腺癌钙化灶的X线表现是怎样的？

钙化在乳腺癌的诊断中占据特别重要的位置。乳腺恶性钙化的X线表现：一般小于0.5mm，大小不一，密度不一致，呈点状、泥沙样，或呈短杆状、小分支状；多形性、成角或不规则性；数量多，总数可超过30枚和每平方超过20枚钙化点；成堆分布，有聚集倾向，不仅存在于肿块阴影之内，亦可存在于肿块阴影之外，有时可沿乳导管密集分布。小叉状、小杆状和泥沙样3种钙化同时出现可以大大提高诊断乳腺癌的准确率。

乳腺囊肿的X线表现是怎样的？

乳腺囊肿分为单纯囊肿、积乳囊肿，其中单纯囊肿较多见。

单纯囊肿是由于内分泌紊乱引起导管上皮增生，管内细胞增多，致使导管延伸、迂曲、折叠，折叠处管壁因缺血而发生坏死，形成囊肿。X线表现：圆形或椭圆形致密阴影，边缘光整，密度均匀；周围常伴"透亮晕"；密度与腺体相似或稍致密。单发者常为圆形；多发者常为椭圆形。

积乳囊肿是由于泌乳期某一导管阻塞，引起乳汁淤积而形成囊肿。X线表现：圆形或椭圆形透亮区；边界光滑整齐；密度与脂肪密度相同；常发生于乳房深部。也有学者将积乳囊肿分为3类：浸润型积乳囊肿；致密结节型积乳囊肿；透亮型积乳囊肿。其中浸润型积乳囊肿由于囊肿继发感染或囊肿破裂X线上形成局部浸润阴影，密度略高于腺体阴影，边缘模糊不清。

几种常见的乳腺良性疾病的X线鉴别要点是什么？

良性肿块X线表现的共同征象：形态规则，边缘整齐，密度与周围腺体相似，但不同的病变各有其特征性的表现：

（1）纤维腺瘤X线表现：圆形或卵圆形、密度均匀、边缘锐利光滑的肿块影，肿块周围有一细窄的透明晕，透明晕较清楚，常伴细砂、颗粒、树枝或融合形钙化，好发于年轻女性。

（2）致密型积乳囊肿X线表现：圆形或卵圆形、密度均匀、边缘锐利光滑的肿块影，密度较纤维腺瘤高，肿块周围透明晕较纤维腺瘤模糊，常伴病变边缘蛋壳状钙化，发生于哺乳后或产后，穿刺可抽出乳汁或黏稠乳酪样物。

乳腺增生X线表现：可为局限性致密影，也可表现为多个散布的、大小不等的斑片状或结节状密度增高影，无明显边界，结合周期性经前乳房胀痛病史，可明确诊断。

导管内乳头状瘤的X线表现：肿瘤过小，X线难以显影，体积超出0.5~1cm时，或导管两端被封闭而形成大囊肿时，表现为圆形或卵圆形肿块影，密度较低，边缘光滑锐利，多位于乳晕下大导管处，可伴有"阳性导管征"，即某一支导管显示致密、粗糙、增宽及迂曲，临床可有乳头溢液病史。

脂肪瘤的X线表现：卵圆形或分叶状透亮阴影，周围有较细而致密的包膜，囊壁不如积乳囊肿锐利，透亮影内可见纤细的纤维分隔，周围乳腺纹理可被推移，大小常在3~4cm以上。

乳腺癌的常见X线表现有哪些？

（1）直接征象。①肿块或局限性致密影：肿块可为不规则形、分叶状肿块影，或呈圆形或卵圆形；边缘毛刺；密度较周围腺体增高；X线测量的肿块大小要比临床触诊结果小。有时因癌组织沿乳导管扩展而不形成明显的团块，或因癌周炎性反应较明显，将肿块遮掩，X线上表现为局限性致密影，病灶边缘有毛刺或伪足样突起。②钙化：一般小于0.5mm，大小不一，密度不一致，呈点状、泥沙样，或呈短杆状、小分支状；多形性、成角或不规则性；数量多，总数可超过30枚和每平方超过20枚钙化点；成堆分布，有聚集倾向，不仅存在于肿块阴影之内，亦可存在于肿块阴影之外，有时可沿乳导管密集分布。

（2）间接征象。①血运明显增加：表现为单侧的血管管径较对侧明显增粗；病变周围出现多数小血管丛；病变区出现粗大的引流静脉。这一征象多出现在乳腺癌中晚期。②皮肤增厚或局限性凹陷。③单侧乳头新近出现的回缩：乳晕区皮肤增厚，或合并"漏斗征"，且可见条索状或带状致密影连接内陷乳头与癌灶。④导管征：非对称性导管影增粗、增密、边缘粗糙，并指向癌灶方向。⑤乳腺结构紊乱：局限性结构扭曲变形，常发生于致密型乳腺中。⑥乳后间隙的侵犯：表现为乳后间隙透亮线局限闭塞或整个消失。⑦乳内淋巴结或腋窝淋巴结侵犯。⑧癌灶周围改变：病灶周围的小梁增密、增粗及不规则，或呈模糊浸润，或出现不规则透亮的水肿环。⑨彗星尾征：通常位于癌灶后方及上方，形成一向外逐渐变细的狭长三角形致密阴影。

以上几种征象，以肿块、局限致密浸润、钙化、毛刺4种为诊断乳腺癌的主要依据。

乳腺良性、恶性病变钼靶X线片的鉴别要点是什么？

良性病变X线表现：肿块阴影形态规则，圆形或卵圆形，少数分叶；边缘光滑整齐；密度均匀，接近或等于正常腺体密度；大小与临床触诊一致或稍大；钙化形态粗糙，大小不一，数目少，较分散，位于肿块内部；血管影双侧相同；皮肤厚度均匀一致，无增厚；导管双侧相同；周围乳腺小梁的情况单纯推压移位。

恶性病变X线表现：肿块阴影形态不规则或呈分叶状；边缘有毛刺或触角；密度不均匀，高于腺体密度；大小小于临床触诊；钙化灶细小，泥沙样，数目多，聚集成群，可位于块影内部或外面；血管影患侧增粗增多；局部皮肤增厚或收缩乳头正常回缩；一侧导管迂曲扩张；周围小梁模糊、紊乱；可伴有患侧腋下肿大淋巴结。

总之，肿块的形态、边缘、密度及大小，钙化的形态及数目，以及血管影，乳房皮肤厚度，乳头形态等对鉴别乳腺良恶性病变有重要意义。

乳腺的硒静电X线摄影（即干板摄影）有哪些特点？

乳腺半导体硒板静电X线摄影即干板摄影是利用真空镀膜技术将硒均匀镀在硬质铝板上，硒板充电后，可获得携带均匀的电荷。经X线投射后，由于乳腺各种组织所吸收X线剂量不同，造成不等量的电荷被中和，当带电荷的粉末喷洒后，使带电荷较多的地方所吸附的粉末较多，反之则少，形成肉眼可见的不同层次的影像。

干板摄影的优点：①用普通钨靶X线机即可投照，无需购置昂贵的乳腺钼靶机器。②静电潜影的电位差可以加深不同密度组织之间分界面上的影像，形成"边缘效应"，使图像醒目，并有浮雕感，即使微小密度差也能清晰显示。③由于电荷的体积比普通胶片的银粒要小得多，因此硒板的分辨率比细颗粒银盐的胶片要高。④腋窝、乳腺后间隙、肋骨等均可清晰显示，有利于检测深部、高位的病灶，判断是否侵犯胸大肌及淋巴结转移情况。

干板摄影的缺点：①硒板质量不稳定。②操作程序繁琐。③干板摄影技术要求较钼靶摄影高。④照片质量受环境、温度、湿度等的影响较大。⑤操作不当，易造成环境及工作人员的污染。目前干板摄影已基本被淘汰。

动脉数字减影血管造影在乳腺组织检查中有何作用？

动脉数字减影血管造影（DSA）属于有创类检查，它是将导管通过股动脉放置到靶器官的供血动脉处进行造影，并通过其血管的形态来判断该器官病变的性质。DSA可显示乳腺癌内异常血管结构，包括血管紊乱、肿瘤染色、血管湖形成等，对于鉴别乳腺良恶性病变具有较高价值，并可用于诊断乳腺癌局部淋巴结是否有转移。DSA所显示良性病变为正常的血管造影表现，仅见血管被单纯推挤移位。而乳腺癌表现为血管中断、扭曲、局部血运增加、出现肿瘤性病理血管、动静脉短路，造影剂涂染染色团的密度不均匀，边缘不规则，其中有低密度区和血管湖混杂。此外，它还可用于乳腺癌晚期不宜手术的患者，经动脉导管注射化疗药物治疗，肿瘤有所缩小后可再行乳癌根治术；即使经导管给药后仍不能够手术切除，也可有效地起到缓解痛苦、延长生命的作用。因DSA操作相对复杂，属有损伤性检查，而近年的CT增强检查和立体定位活检的开展，不仅操作较简便，诊断正确率高，特别是后者可取得组织学证据，因而很少需要再做血管造影检查。

乳导管造影的适应证是什么？

乳导管造影的适应证为：任何非妊娠期、非哺乳期及非急性炎症期的乳头溢液，或乳头溢液超过正常哺乳期时间，X线平片不能显示其病变者。临床上主要应用于单侧单孔的乳头溢液，特别是血性溢液者。近年来由于乳腺纤维导管镜的应用技术的逐渐成熟，乳导管造影临床使用得越来越少。

什么是乳腺超声检查？

乳腺超声诊断的原理：利用超声仪将超声波发射到乳腺内并在组织中传播，当超声波通过各种不同的组织时，会产生不同振幅的反射与折射，对这些回声信号进行处理，可获得声像图，根据声像图显示的病灶的大小、形态、轮廓边界、回声类型、回声内部情况及后方衰减情况等，从而判断病变的性质。超声探头频率通常采用7.5~10MHz高频探头，能较清晰地显示乳房内部的细微结构。

检查时，患者一般取仰卧位，充分暴露乳房及腋部，检查者持涂有耦合剂的探头对两侧乳房依次检查，通常从乳腺边缘向乳头方向进行垂直于乳腺导管的扫查，按顺时针方向轮辐状滑动，再转动探头辅以平行于乳腺导管的扫查，不要遗漏任何部位，速度不宜过快。

超声诊断在下列情况时有一定的价值：

（1）超声有利于细察因解剖原因不能为乳腺钼靶所显示的病变。

（2）当体检和乳腺钼靶结果不一致时，超声有助于分析病变的性质，尤其是致密乳房，超声常能显示有无病变。

（3）对乳腺钼靶X线片上边界清楚的结节的评估，鉴别囊性或实质性病变。

（4）在超声引导下进行穿刺、活检及治疗。

（5）超声同样可用于触摸不到的乳腺病变行手术前的金属丝定位。

（6）超声优于乳腺钼靶X线摄影之处还在于评估硅酮乳腺植入物的状况，尤其是有破裂和漏出时。同样，还可用于导引细针穿刺在植入物附近检查触摸到和触摸不到的病变。

（7）通过彩色多普勒血流信号分析，有助于提高良性、恶性病变的鉴别诊断及阳性诊断率。

（8）操作简便，无须特殊准备，经济实用，可用于普查和乳腺癌术后随访。

（9）超声检查对患者无痛苦、无损伤、无放射性损害，可反复进行，适用于任何年龄，尤其对哺乳期、妊娠期、外伤、炎症、肿瘤引起乳房胀痛的患者，超声检查不受影响。

乳腺超声诊断的图像有何特点？

（1）对乳腺钼靶X线片上边界清楚的结节的评估。鉴别囊性、实性或囊实混合性病变是容易和准确的，有明显的优势。

（2）当体检所见和乳腺钼靶X线摄影之间有不一致的情况时，超声有助于分析病变的性质。如体检有所发现而乳腺钼靶X线摄影阴性时，尤其是致密乳房，超声常能显示有或无病变。

（3）超声有利于细察因解剖原因不能为乳腺钼靶X线摄影所显示的病变（乳腺边缘、发育不良的小乳房或胸壁肿块）。

（4）超声对软组织有良好的分辨力，能清晰显示乳房及胸壁的各层结构，可以确定病变的解剖部位和层次，鉴别乳腺肿块和胸壁肿块，发现数毫米的小肿块。

（5）根据声像图表现，结合血流特征，可以推断肿块的良恶性，并可发现有无局部及远处转移。

（6）超声优于乳腺钼靶X线摄影还在于评估硅酮乳腺植入物的状况，尤其是有破裂和漏出时。同样，还可用于导引细针穿刺在植入物附近检查触摸到和触摸不到的病变。

（7）显示腋窝及锁骨上有无肿大淋巴结，尤其是对肥胖患者。

乳腺超声诊断的正常声像图是怎样的？

正常乳腺声像图由浅入深，依次为：①皮肤：呈一增强的弧形光带，厚约2~3mm，界限清楚、整齐；②浅筋膜：呈线状高回声；③皮下脂肪组织：较厚，密度低，呈低回声伴有散在的弱光点，但有时可见三角形增强光条，为库柏氏韧带（Cooper ligament）；④乳腺结构：主要由乳腺腺叶和乳腺导管构成，腺叶呈中等强度的光点光斑。导管呈圆形或椭圆形暗区，排列交错但大小尚一致。⑤深筋膜：呈线状高回声，光滑整齐，脂肪呈低回声；⑥胸肌及肋骨：胸肌为梭形的均质低回声，肋骨为弧形强回声，其后方为声影。

怎样根据乳导管造影表现判断病变的位置及性质？

正常乳腺导管系统从乳头开始至分叉前为一级导管，包括输乳窦；分支后为二级导管；再分支为三级导管，三级以后即达腺泡。一般一级导管平均为1.28mm，二级导管为0.93mm，三级导管为0.59mm。根据乳腺导管的解剖结构，可以断定乳腺病变的位置。

正常导管造影表现：形态由粗到细，输乳窦最宽，在导管分支处有轻度膨大，导管内壁光滑完整，形态如树枝状。

导管内乳头状瘤造影表现：导管突然中断，断端呈光滑杯口状，近侧导管明显扩张，圆形或卵圆形充盈缺损，导管柔软、光整。

导管内癌造影表现：导管断端不整齐，近侧导管轻度扩张、扭曲，排列紊乱，充盈缺损或完全性阻塞，导管失去自然柔软度而变得僵硬。

囊性小叶增生症造影表现：小导管轻度扩张及一些小导管末端扩张呈囊状，而大导管无明显扩张。

导管扩张症造影表现：较大导管呈明显扩张，导管粗细不均匀，失去正常规则的树枝状外形。

导管外良性肿瘤压迫造影表现：导管呈弧形受压、迂曲，而导管本身并无病变存在。

哪些乳腺疾病适宜首选乳腺超声检查？

（1）妊娠期、哺乳期及年轻女性。

（2）乳腺边缘、发育不良的小乳房或胸壁肿块。

（3）致密型乳腺内的肿块。

（4）囊性、实性或囊实混合性病变。

（5）有硅酮乳腺植入物的患者。

（6）显示腋窝及锁骨上有无肿大淋巴结，尤其是肥胖患者。

（7）因外伤、炎症、肿瘤引起乳房胀痛而不适合其他检查的患者。

乳腺超声检查正常就能完全排除乳腺癌吗？

不能完全排除乳腺癌，原因如下：

（1）对小于0.5cm的肿瘤，超声易漏诊。

（2）未出现肿块或肿块影像不明显时，超声难以发现钼靶容易发现的微小钙化灶、结构紊乱及毛刺样改变。

（3）难以显示胸骨旁淋巴结转移。

（4）乳腺实质性肿块无论良恶性均以低回声多见，小于1cm肿块，其声像图缺乏特异性，血流信号不明显，难以判断良恶性。腺体内或皮下脂肪呈结节状回声，不易与恶性病变鉴别。

（5）对乳腺炎性肿块和炎性乳腺癌的鉴别，尚有一定困难。

（6）由于腺体结构的不均质性和乳房受检面积相对较大，容易漏诊较小病变。

（7）超声仪器和探头频率影响图像质量和病变显示，检查者对乳腺疾病知识的了解、操作技能以及思维分析能力对诊断的准确性也有影响。

乳腺癌的超声诊断特征是怎样的？

（1）肿瘤边界不整，凹凸不平，无包膜，边界呈锯齿状或蟹足状，界限往往不清。

（2）内部多呈低回声、实性衰减暗区，分布不均，少数呈等回声或强回声。

（3）肿瘤后壁回声减低或消失。

（4）肿瘤后方回声亦呈衰减暗区。

（5）肿瘤向组织或皮肤呈蟹足样浸润。

（6）肿瘤中心有液化坏死时，可见低回声或无回声暗区。

（7）肿瘤内可有钙化强回声，呈针尖样或粗颗粒样，散在、簇状或弥漫分布。

（8）CDFI肿瘤内血流信号增多，并有新生血管及动静脉瘘形成，PSV>20cm/s，RI>0.70。

良性乳腺肿瘤的超声图像表现是怎样的？

乳腺良性病变一般表现为：圆形、椭圆形或分叶状弱低回声，回声均匀，内可见条索状光带，边缘光滑整齐，有包膜伴侧壁声影，后方回声增强或正常，偶见粗大钙化，无皮肤或胸肌浸润，血流较少，RI<0.7。

（1）乳腺囊性增生病：乳腺常明显增大，内部结构紊乱，回声增多增强，可见分布不均的粗大光点或光斑、边界不甚清晰的结节状回声、大小不等的囊性图像，囊边缘有时可呈现毛糙状突出光影。

（2）乳腺纤维腺瘤：边缘光滑、境界清楚的肿物，内部分布均匀弱光点，后部回声多增强，有侧壁声影，若有钙化后方可出现声影，较大的纤维腺瘤囊性变时，可查及液性暗区，内部多无或少血流，RI<0.7。

（3）乳腺囊肿：多为单发整齐光滑、边界清楚的圆形或椭圆形肿物，内部为均质的无回声区，囊后壁回声增强，囊肿两侧呈暗区，即"侧方声影征"。

（4）乳腺炎：边界不清，内部回声增强，但强弱不均，可有不规则无回声区，包膜厚而不光滑，周边及内部有散在点状血流信号。

（5）浆细胞性乳腺炎：导管扩张，管内可见实性回声，腺体内探及边界不清、形态不规则低回声或囊实混合性结节，病灶中心部位回声较强，周边回声较低，囊性部分后方回声不增强，甚至衰减。

（6）乳腺脂肪瘤：位于乳腺腺体浅层的皮下脂肪或乳腺腺体深层脂肪内，圆形或椭圆形，边界清晰，内部均匀，中至高回声。

（7）导管内乳头状瘤：乳头乳晕周围导管扩张，内见弱、低、中或高回声的乳头状、结节状、团块状或不规则病灶，边界清楚，附于管壁上或有细蒂与管壁相连。

多普勒彩色超声用于乳腺检查优点有哪些？

彩色多普勒血流图（CDFI）可显示乳腺肿块及周围的血管情况，根据病灶的形态、血流量与脉冲多普勒频谱分析结果，判断病灶的性质，有效地鉴别乳腺良性、恶性病变。CDFI对乳腺癌的诊断具有较高的敏感性及特异性，与此同时，CDFI还用于判断乳腺癌术后放、化疗的效果及乳腺癌的预后。

多普勒彩色超声良、恶性病变鉴别要点：①CDFI将血流丰富程度分为4级，良性0~Ⅰ级为主；恶性Ⅱ~Ⅲ级。②良性肿块的彩色血流信号较少，流向较规则；点状分布于肿块周边为主；恶性肿块的病灶周围彩色血流则明显增多，内径较宽，常有穿支进入内部，流向不规则，呈红蓝相嵌马赛克现象。③频谱测量，良性阻力指数RI多<0.6，恶性RI多>0.7。

什么是纤维乳管内窥镜检查（FDS）？

由于乳腺癌是由乳管上皮发生的，直接观察、了解乳管上皮的性状对乳腺癌的诊断很有意义。20世纪80年代末日本学者研制了纤维乳管内窥镜，它是由光源、影像监视器、摄像记录器、光导纤维镜组成，其外径有0.45~0.8mm不同的型号和规格。能插入的最大平均深度位4.5±1cm。可直视乳管上皮的变化，对于乳头血性或浆液性溢液而乳房部无肿物可及的乳管内微小病变的定性、定位诊断，具有划时代意义，国内已有多家医院能开展这项检查。

纤维乳管内窥镜检查（FDS）的适应证有哪些？

（1）各种颜色的乳头溢液患者，尤其是血性溢液、黄色溢液患者，乳管内肿瘤性病变的发生率约为1/3~1/2，此外白色溢液的患者亦有不少病例为乳管内肿物所致，均需要手术治疗。

（2）不伴乳头溢液的乳晕区肿物，此区域的肿物多数为乳管内肿瘤或纤维腺瘤，与乳管关系密切，通过乳管镜检查可以明确病变乳管，从而指导手术准确切除肿物及病变乳管，减少术后的局部复发机会。

（3）乳晕区及乳晕周围的浆细胞性乳腺炎患者，浆细胞性乳腺炎是因为乳管近端塞，乳管内分泌物、脱落细胞、炎症细胞堆集，从而造成了乳腺的急性、慢性炎症，乳管镜可以灌洗、收集乳管内的脱落细胞，行细胞学检查，明确诊断；同时亦可以冲洗、疏通病变乳管，达到引流的目的；此外，若炎症比较局限，亦可在乳管镜下明确病变的乳管，手术切除病变乳管及局部瘢痕组织。

纤维乳管内窥镜检查（FDS）下常见病变的表现有哪些？

（1）正常乳管：正常乳管管壁光滑呈乳白色或淡红色，毛细血管清晰，弹性好，从主乳管远端开始树权型的逐级分支。我们一般可见1~4级分支，分支开口处可见2~4个分叉口，常见为2支。

（2）乳管内乳头状瘤病变：乳腺导管内乳头状瘤病变是一组疾病的总称，常见的有单发性乳头状瘤、多发性乳头状瘤和乳头状瘤病。内窥镜下按结节形状分类可分蒂状、球状、舌状、半球状或扁平状；按病变数量分类可分为单个和多个，其中单个占76%，多个占24%。乳管内乳头状瘤是发生于乳腺大导管内壁的良性肿瘤，大多为单发，癌变率相对较低，乳管镜下见病变常在Ⅱ、Ⅲ级乳管，单个瘤体为多数，而乳管内乳头状瘤病的病变主要发生在小导管和终末导管，是在乳腺增生基础上的导管上皮细胞和间质的一种增生性改变，镜下见病变在Ⅳ级乳管多个开口均有瘤体发生。

（3）乳腺导管扩张症：乳窦角部周边易出血，管壁粗糙，弹性稍差，局部毛细血管丰富，管腔内有大量炎性降解产物（白色絮状物），经冲洗可脱落流出。

（4）乳管内癌：内窥镜下病变是沿管腔内壁纵向伸展的灰白色不规则隆起，瘤体扁平，常较乳头状瘤大，直径>2mm，基底部较宽，无蒂，管壁僵硬，弹性差，有时可见质脆的桥氏结构，癌先露部常伴有出血。

纤维乳管内窥镜检查（FDS）较乳腺导管造影有哪些优点？

（1）纤维乳管内窥镜检查（FDS）能直接通过内窥镜观察到乳管内的病变，而乳腺导管造影只能通过钼靶显像观察导管内造影剂的充盈缺失间接判断乳管内占位。故纤维乳管内窥镜检查（FDS）定位定性准确。

（2）纤维乳管内窥镜检查（FDS）能在直视下用定位针定位保证术中手术部位的精确，而乳腺导管造影无此功能。

（3）部分乳管内良性病变还可经纤维乳管内窥镜做介入治疗，免除手术带来的创伤和痛苦，而乳腺导管造影仅有检查作用。

（4）纤维乳管内窥镜检查（FDS）无辐射性损害。

纤维乳管内窥镜检查（FDS）的并发症有哪些？

（1）乳管破裂：乳腺导管内压力过大、硬管或光导纤维擦伤导管壁可导致乳管破裂。临床表现为破裂导管处乳腺皮下气肿，检查有握雪感。乳管内窥镜下导管腔消失，皮下黄色脂肪充满视野，使检查无法继续。临床无须特殊处理。

（2）局部感染：检查导管相应区域乳腺组织的局部感染，发生率小于2%，可用抗生素控制感染。

纤维乳管内窥镜检查（FDS）的治疗作用有哪些？

（1）乳管灌洗，行细胞学检查，明确诊断，并可达到一定的治疗效果。

（2）浆细胞性乳腺炎等疾病，病变乳管冲洗，并注入抗生素等药物。

（3）乳管镜下网篮的使用，清除大块的絮状物或疏通乳管。

（4）乳管镜下活检钳的使用，对可疑病变进行活检。

（5）乳管镜下钩针定位肿瘤性病变，准确切除病变。

（6）乳管镜辅助病变乳管微创切除手术。

乳腺疾病的近红外线图像成像机制是什么？

电脑红外线扫描技术其原理根据红外线对人体组织有较强的穿透力，血红蛋白对红外线光有较强的吸收力。当红外线穿透乳腺组织时，因血红蛋白的吸收而产生灰影。正常活体细胞的胞浆比胞体更透光，癌细胞大部分为核所占据，癌细胞密集的癌灶透光要低于正常组织，同时癌细胞含氨量高时，红外线的吸收与结缔组织或良性实质性增生的正常细胞所不同。

乳腺疾病的近红外线图像表现有哪些？

（1）正常乳腺：为整个乳腺透光清晰，见不到灰影，血管走行正常。

（2）乳腺增生：表现为有云雾状或片状灰影，血管走向自然清晰，血管可有增多增粗。轻度增生表现为灰影浅，透光好，无或较少自然清晰血管，偶有疼痛感，有散在的结节。中度增生表现为灰影中等，透光中等，血管增多、增粗，双侧对称，有多发中度结节，疼痛明显。重度增生表现为深度灰影，透光中等，血管增多增粗，迂曲怒张、紊乱，边界不清，有大片多发块状结节，疼痛加重，不能触碰，可有转化乳腺癌倾向。

（3）乳腺癌：表现为透光差，血管紊乱或中断、迂曲丛生，局部模糊，血运增加，血管本身畸形改变，其典型改变为太阳放射状、鼠尾状、蝌蚪状、树枝状、网络状等异常血管，局部可见局限性边缘不清的深灰至黑色不均匀的吸光团，加压后肿块阴影不消失，乳腺肿块硬而不疼，皮肤可有改变，部分病人乳头有溢液，乳头歪斜或凹陷，乳腺癌晚期肿块可有疼痛。

近红外线乳腺扫描良性、恶性病变的鉴别要点是什么？

近红外乳腺扫描主要是根据灰影的特点、血管的改变及血管影与肿块的关系做出鉴别诊断。其中，血管是否异常是鉴别乳腺良性、恶性肿块的主要依据。一般来讲，乳腺良性病变常无明显血管影或仅可见少量走向正常的血管影，灰影可为斑片状或结节状，密度均匀；乳腺癌常可出现血管形态及分布的异常，可见血管影模糊、僵硬，或血管影中断、分离，且血管影与肿块紧贴在一起，推压肿块时两者亦不能分离，肿块灰影常可为恒定的团块状，密度不均匀，阴影范围较实际肿块为大。在进行近红外乳腺扫描时，应注意两侧对比，结合临床表现及体格检查来判断红外检查结果，不要草率地下结论，尽量减少假阴性或假阳性结果的出现。如某些良性病变对光也有吸收，可能被误以为是癌肿，某些恶性肿瘤则因对光吸收差，可能被漏诊，如黏液癌。近红外线检查对于乳腺癌的敏感性较高，但其特异性不如钼靶X线照片和细胞学检查，且易受月经周期、妊娠、哺乳等因素影响，宜将其作为初筛手段。

什么是乳腺的热图检查？

热图检查自20世纪50年代始用于乳腺疾病的诊断，已有数十年的历史。热图诊断乳房疾病的依据是：用各种技术把人体表面温度分布转变成肉眼可见的图像，由于癌肿与周围组织相比，代谢旺盛，产热增加，向血管或直接向表面传导，由此可形成一个病理性热型，用热图的温度和血管的变化可鉴别良性、恶性肿块。目前热图方法有红外热图、液晶热图、磷荧光热图、微波热图及数字处理热图等。临床比较常用的为液晶热图和红外热图。

乳腺的热图检查是一种简便易行且无损伤的检查手段，临床常可用于乳腺癌普查及门诊的初筛。但在使用热图时，还应注意以下因素可能对热图检查结果形成一定的影响：外界环境如室温、触诊及外用药等因素；内部环境如不同年龄及生理时期的乳房变化、内服药物等因素；仪器性能、操作技术等对诊断也会造成一定的影响。诊断时应将这些因素充分考虑到，并综合病史、临床体检及有关影响因素等做出诊断，减少假阴性及假阳性的诊断率。特别要注意乳腺的热图检查对炎性肿块与乳癌的鉴别价值不大，对乳癌的早期诊断不如其他辅助检查，如乳腺钼靶摄片检查及乳腺超声检查。

如何评价液晶热图的诊断作用？

在临床应用中，液晶热图对以下情况有一定的诊断价值：①乳腺皮肤温度的高低受代谢水平及血管改变的影响，因此乳腺液晶热图可作为对乳腺癌预后的测定之用，温度愈高者，说明癌肿代谢率愈高，局部血管增生明显，癌细胞分化程度低，生存率低；反之，则预后较好。②与乳腺钼靶X线摄片结果综合分析，用于动态观察乳腺的变化。③用于补充近红外扫描对乳腺疾病诊断的不足。

对液晶热图是否能有助于发现较小肿瘤或乳房深部肿瘤的评价尚存有争议，国内有学者曾报道，液晶热图对乳腺微小癌肿（≤10cm）的诊断，符合率为80%左右；但也有学者认为癌肿愈大符合率愈高，而对较小的早期癌肿则不太理想。

经对液晶热图的诊断能力进行广泛评价，大多数专家已不再单独甚至较少使用液晶热图诊断乳房疾病。

CT可用于乳腺组织检查吗？

CT即电子计算机断层扫描，与钼靶相比，CT具有更高的密度分辨率，可以获得扫描部位的横断面影像，清晰显示乳腺各层的解剖结构。乳腺CT检查的适应证包括：①致密腺体或结构不良乳腺内的肿瘤病变；②乳腺特殊部位的病灶（乳腺高位、深位或腋尾部）；③鉴别乳腺囊性和实性肿块；④检测有无内乳、腋下、纵隔淋巴结转移、局部复发及远处转移；⑤对乳腺作动态观察，鉴别良恶性病变；⑥了解癌灶的侵犯程度；⑦乳腺癌术后随访；⑧对乳腺成形术后的观察；⑨乳腺不宜加压的情况，如急性乳腺炎、炎性乳癌等。

常见乳腺疾病CT表现：炎性病变常为轻度一致性密度增高，无明显边缘；良性肿块常为圆形或卵圆形肿块，密度均匀，边缘光整或有分叶，其中纤维腺瘤的CT值接近胸部肌肉，囊肿的CT值则为液体性的表现；恶性肿块常为一不规则的较高密度的肿块，密度可不均匀，周围的毛刺显示清晰，对于乳房2mm的微小病灶及细小钙化的显示率很高。由于CT检查价格较高，需要静脉内注射造影剂，且放射剂量较钼靶高得多，故一般不作为乳腺病变的常规检查手段，仅作为其他方法的补充。

磁共振在乳腺疾病诊断中有哪些意义？

磁共振成像（MRI）是利用人体内的氢质子在静磁场中受高频电磁激发后产生共振现象，并产生能量的变化来成像的。磁共振成像主要是根据病灶的形态改变、信号特点和增强后的动态变化来诊断乳腺疾病。

其意义在于：①适用于钼靶难以定性的局灶性或多发性病变的定性诊断，尤其对致密性乳腺、乳腺癌术后的局部复发、放疗后纤维瘢痕以及乳房成形术后的观察具有较高的敏感性；②双侧乳腺同时成像；③无放射性损伤；④断层能力及任意三维成像，病灶定位更准确，显示更直观；⑤适用于CT检查中使用造影剂过敏者；⑥对某些乳腺癌易感人群进行普查；⑦MRI不仅显示原发病灶，还可检出邻近结构及腋下、内乳、锁骨上淋巴结转移，有助于乳腺癌术前临床分期；⑧鉴别乳腺囊性和实性肿物；⑨完整显示乳腺高位、深位、尾部、腋窝病变；⑩对乳腺作动态观察，了解病变血流灌注情况，有助于鉴别良性、恶性病变。

在上述方面磁共振检查拥有明显优势，但由于其操作过程相对复杂，费用昂贵，且对钙化病灶特别是微小钙化灶不能显示，故目前尚不能作为乳腺的常规检查手段，一般用于弥补其他影像诊断学检查的不足。

PET在乳腺癌治疗诊断中如何应用？

（1）PET对大于1cm原发性乳腺癌诊断的灵敏度和特异性高，能较准确地判定乳腺内多发病灶，虽不作为乳腺原发肿块定性诊断的常规方法，但适用于临床检查或常规影像学检查难以进行或无明确结论的患者。

（2）PET诊断乳腺癌腋窝淋巴结转移的灵敏度、特异性和准确性高，术前用PET评价腋窝淋巴结转移情况。有学者认为，对原发灶较小的患者，PET显示无淋巴结转移可免行腋淋巴结清扫。但也有学者认为≤5mm的病灶一般不易测得，如果PET显像结果为阴性，通常不能完全取代前哨淋巴结或腋窝淋巴结清扫手术。

（3）PET诊断乳腺癌复发和转移的灵敏度较CT和MRI高。

（4）PET还是早期预测乳腺癌化疗和三苯氧胺治疗疗效的灵敏方法。

PET检查价格昂贵，临床上不作为常规检查手段。

什么是乳腺细胞学检查？

乳腺肿瘤的细胞学检查始于1914年Nathan做乳头溢液细胞学检查发现乳腺癌，以后又有乳头或乳腺其他部位溃疡处涂片细胞学检查。细胞学检查是运用采集器采集病变部位脱落的细胞，或用空针穿刺吸取病变部位的组织、细胞，或由体腔积液中分离所含病变细胞，制成细胞学涂片，做显微镜检查，了解其病变特征的一种检查方法。目前较常用的乳腺细胞学检查有以下三种：①乳头、乳晕部及乳腺其他部位糜烂或溃疡处印片细胞学检查，用切除的乳腺组织或肿瘤的组织块做印片和拉片细胞学检查；②肿块细针穿刺吸取细胞学检查；③乳头溢液细胞学检查。细胞学检查对乳腺疾病诊断具有重要意义。

溢液涂片及皮损刮片操作应注意什么？

乳头、乳晕部糜烂处脱落物的采集要点：可将木制压舌板的一端用生理盐水浸湿，用之轻轻摩擦患处以刮取细胞做涂片。如果创面有痂皮或坏死组织覆盖，则应先将其清除，待露出新鲜创面后，取该处的脱落物行细胞学检查。

乳头溢液的采集要点：如乳房内无肿块可及，则可沿乳晕周围轻轻做向心性挤压或按摩；如乳房内可触及肿块，则应于肿块之远端沿导管方向轻轻挤压或按摩。当溢液在导管口外溢时，以载玻片承接并制成涂片。溢液应为新鲜者，丢弃最初挤出的溢液，而取最新挤出的溢液。采集溢液制成玻片必须标明为何侧乳房，必要时对阴性病例可在复诊时重复检查。

细针穿刺细胞学检查操作应注意什么？

乳腺肿块细针穿刺抽吸细胞学诊断相当于活检，创伤轻微，诊断正确率高，目前已成为各国乳房疾病术前病理诊断的重要手段。针吸检查是否成功很大程度上取决于术者的操作技术，所以要求医生要能熟练操作，提高诊断正确率，减少由于操作不当等人为因素降低诊断准确性的概率。针吸的操作要领为：首先，根据临床体检及X线摄片结果或B超结果准确定位。然后，以非优势手固定肿物，优势手持10~20ml干燥注射器，连接6~8号针头，常规消毒皮肤后刺入肿块。应使注射器与皮肤形成45度角，避免垂直刺入，以防止不慎刺入胸腔脏器。在进入肿块中心后，回拉针芯造成负压，吸取2~3次后缓慢退出至皮下，再改变方向二次吸取。抽吸完成后，在不带负压的情况下拔出针头，局部压迫片刻。将吸取物迅速推于清洁载玻片上，用推片或针头均匀推开，应避免来回摩擦。将带有吸取物的载玻片置于酒精固定液，固定5~10分钟后进行染色，常用的染色方法有HE染色、巴氏染色、姬姆萨氏染色及瑞氏染色。国内多用HE染色或瑞氏法。当吸出物太少时，为避免涂片失败，可用2~4ml生理盐水洗针头和针筒，收集后做微量涂片。操作完成后，注意做好详细的针吸记录。

乳腺针吸细胞学诊断会引起肿瘤播散吗？

关于针吸检查的安全性问题，从理论上讲，只要刺激肿瘤（包括针吸、切检、手术，甚至用力触摸）都会促使癌细胞进入血液。癌细胞入血并不一定意味着必然造成转移性种植，因身体的免疫系统有杀灭癌细胞的能力，会清除大部分癌细胞，所以针吸检查引起肿瘤细胞沿针道种植传播是十分罕见的，虽然针吸检查是创伤性的，但与其他活组织病理检查相比，其损伤小，癌细胞溢出转移的机会也少，基本上是安全的，不会降低乳腺癌术后5年以上生存率。为安全起见，如果乳腺针吸细胞学诊断有异常发现，尽快进行其他必要的医学干预。

什么是乳房活组织病理检查？

活组织病理检查是指用局部切除（包括用麦默通旋切活检）、钳取、穿刺针吸以及搔刮、摘除等手术方法，由患者活体采取病变组织进行病理检查，以确定诊断的方法，简称活检。这是迄今为止一种应用最广泛、结果最可靠的方法。常用的乳房活组织病理检查包括空心针穿刺活检、切除活检和切取活检。针吸活检的操作为：在穿刺部位的皮肤局麻下做一小切口，用较粗的针头或带针芯的穿刺针刺入，吸出小块组织做病理检查；或用麦默通旋切活检取材亦可。针吸活检的优势为创伤小，但由于其取出的组织较小，故病理诊断的可靠性不如切除或切取活检。一般来讲，对肿块直径小于2cm、良性可能性较大者，应行切除活检，即将整个肿块连同周围组织切除做石蜡切片检查；对肿块直径较大、高度疑为恶性或肿瘤已经破溃者，可行切取活检，即在做好根治术的准备下，于肿块最硬处切取一部分组织做冰冻切片检查，并留存一部分做石蜡切片。由于切取活检可能会因手术中部分切除肿瘤，而造成较大的肿瘤损伤面，增加了肿瘤播散的机会，故尽量不做切取活检。如果活组织病理检查提示恶性病变，应尽早进行进一步治疗。

乳腺良性、恶性病变细胞学鉴别诊断要点是什么？

乳腺良性、恶性病变应根据细胞的数量、排列、形态及体积，细胞核形态，染色质及核仁特点等进行细胞学鉴别诊断。

乳腺良性病变细胞学表现：细胞量较少，大小形态一致，成群时呈蜂巢样排列，平铺而很少重叠，细胞核较淋巴细胞稍大，大小一致，染色质均细，核仁小而不明显。

乳腺恶性病变细胞学表现：细胞丰富，常布满涂片，癌细胞单个散在、三五成群或集成大片，细胞黏附力差，排列紊乱，相互重叠，细胞核明显增大，大小不一致，多形性，着色深，深浅不一，核形不规则，核仁大或多个，可见核分裂象，胞浆少，核偏位，无双键裸核细胞。

乳腺粗针穿刺活组织检查有何意义？

（1）操作简便快捷、安全；患者痛苦较小、费用经济。

（2）较细针抽吸能获得更多的标本，减少甚至避免标本量不足，能获得明确的组织学诊断，能够区分原位癌和浸润癌。

（3）对多发病灶能做多点取材，创伤较小。

乳腺癌的组织学分类有哪些？

1.非浸润性癌

（1）导管内癌：癌细胞局限于导管内，未突破管壁基底膜。多发生于中小导管，一般为多中心散在性分布，其排列包括4种类型：实质性、粉刺状、乳头状及筛状。

（2）小叶原位癌：发生于小叶导管及末梢导管上皮细胞的癌，多见于绝经前妇女，发病年龄较一般乳腺癌早5~10年。小叶增大，管、泡增多，明显变粗，充满无极性的癌细胞。小叶原位癌常多中心发生和双侧乳腺发生，发展缓慢，预后良好。

2.早期浸润性癌

（1）小叶癌早期浸润：癌组织突破管壁基底膜，开始向小叶间质浸润，但仍局限于小叶范围内。

（2）导管癌早期浸润：导管内癌的癌细胞突破管壁基底膜，开始生芽、向间质浸润。

3.浸润性特殊型癌

（1）乳头状癌：发生于大乳管的上皮细胞，癌实质以有纤维脉管束或无纤维脉管束的乳头状结构为主者，可为非浸润性与浸润性乳头状癌。其浸润往往出现于乳头增生的基底部。

（2）髓样癌伴有大量淋巴细胞浸润：切面常有坏死和出血，镜下可见大片癌细胞间质中有大量淋巴细胞及浆细胞浸润。以癌周边部更明显，一般认为是机体对肿瘤产生的抵抗，主要是T淋巴细胞，预后较好。

（3）小管癌：又称高分化腺癌，发生于导管或小导管上皮细胞，恶性程度较低，预后良好。

（4）腺样囊性癌：由腺上皮细胞和肌上皮细胞组成，类似基底细胞，形成大小、形态不一的片块或小染，内有数目不等，大小较一致的圆形筛状腔隙。腔面及细胞片块周边可见肌上皮细胞。

（5）大汗腺样癌：癌细胞胞浆丰富，嗜酸，有时可见顶浆突起，胞核轻度到中度异型，形成腺管、腺泡或小乳头结构。

（6）黏液腺癌：又称黏液癌、胶样癌，发生于乳腺导管上皮黏液腺化生的基础上，多见于近绝经期或绝经后的女性，尤以60岁以上女性多见。癌实质中，上皮黏液成分占半量以上。黏液绝大部分在细胞外，形成黏液湖；偶见在细胞内，呈印戒样细胞。

（7）鳞状细胞癌：来源于鳞状上皮化生的乳腺导管上皮。癌实质全部或大部分为典型的鳞状细胞癌，可见细胞间桥和角化。

（8）乳头Paget病：表现为乳头糜烂、结痂，其表皮内散在、呈巢或腺样排列的Paget细胞。多位于基底层，不侵犯真皮层。Paget病皆继发于其深面的导管内癌，预后极好。

4.浸润性非特殊型癌

（1）浸润性小叶癌：小叶癌明显向小叶外浸润，包括小细胞型浸润癌，癌细胞排列呈单行线状，或围绕导管呈靶环状排列，或单个散布于纤维间质中。

（2）浸润性导管癌：导管癌明显浸润间质，但浸润部分不超过癌实质一半。若超过一半，则以浸润性癌的主要形态命名。

（3）硬癌：癌细胞排列成细条束或零散分布，很少形成腺样结构，纤维间质成分占三分之二以上，且致密，预后差。

（4）髓样癌：癌巢呈片状或团块状密集，可有腺样结构，癌实质占三分之二以上，间质成分少，可有少量淋巴细胞及浆细胞。

（5）单纯癌；介于硬癌与髓样癌之间，即癌实质与纤维间质成分比例近似。癌细胞主要形成不规则的实性条束或小染，也可有腺样结构，根据镜下癌周浸润程度，分为局限型、弥漫浸润型和中间型。

（6）腺癌：癌细胞大小尚一致，胞浆丰富，可有分泌，核深染，核分裂象多见，癌细胞呈腺管样排列，层次多，极性紊乱，缺少基底膜及肌上皮，在间质中呈浸润性生长，癌细胞亦可呈条索片块排列，腺管样排列需占二分之一以上。

5.其他罕见癌

分泌性乳腺癌、富脂质癌、腺纤维瘤癌变、乳头状瘤病癌变、伴化生的癌、伴嗜铬细胞的乳腺癌、富糖原透明细胞癌、印戒细胞癌等。

超微结构观察对于乳腺癌检测有何意义？

运用透视及扫描电子显微镜对组织、细胞及一些病原因子的表面和内部超微结构进行更细微的观察，即从亚细胞（细胞器）或大分子水平上认识和了解细胞的病变，是观察细胞形态最好的方法，也就是所谓的超微结构观察。在肿瘤研究方面，可以将肿瘤细胞的形态学改变与代谢变化联系起来，从而加深对肿瘤生物学行为的认识；在肿瘤诊断方面，可以帮助确定一些光学显微镜下难以确定的肿瘤。

乳腺癌的超微结构主要表现：细胞膜上桥粒少且分化差；多无基底膜。癌细胞核增大，细胞浆变小，围绕核的边缘；核的形态不规则，核膜可从侧面内陷成沟；细胞核内染色质增多，可见核小体、染色质周围颗粒及核质间颗粒。细胞浆内细胞器增多，如粗面内质网明显增多且出现不同程度的膨胀；线粒体变大，线粒体内嵴变少，排列紊乱，甚至消失；可见蜂窝状分泌粒。

由于乳腺癌超微结构检查费用较高，操作相对比较复杂，临床通过光镜检查已能比较准确地做出形态学诊断，且能够配置光镜设备的医疗机构也较少，故不宜作为乳腺癌的常规检查手段推广应用。

为什么乳腺病有时也需做血中激素水平测定？

乳腺病患者常常伴有内分泌激素的相对异常，表现在月经周期的黄体期孕激素缺乏，雌激素相对或绝对增高，或激素分泌的节律发生改变。由于乳腺是内分泌腺的靶器官，受下丘脑-垂体-卵巢轴调控，乳腺增生症的发生与激素失调关系密切。乳腺增生症的激素失调不仅表现为卵巢激素的异常，而且与垂体激素及雄激素有关。雌激素特别是其中的雌酮（E_1）、雌二醇（E_2）与乳腺癌的发生有密切关系。另外，血催乳素水平升高也是使乳腺癌危险性增加的重要原因。因此，检测血中的激素水平，可以了解患者内分泌激素的状态，对于乳腺增生症的防治研究和乳腺癌患者的综合治疗具有一定的指导意义。

乳腺癌组织行激素受体检查有何临床意义？

雌激素受体是一种糖蛋白，具有3个特性。①特异性强：对雌激素选择分辨的能力好，抵抗其他因素干扰的能力强；②亲和力高：受体与激素结合紧密不易分离，作用持久；③结合容量低：受体被激活时的激素需要量小，灵敏度高。当雌激素进入细胞后，与细胞胞浆中的雌激素受体结合，形成"激素-受体复合物"，而后进入细胞核内，影响细胞核的生物代谢，再生成孕激素受体，经与孕激素结合后，进而影响细胞的生理功能。

乳腺是雌激素的靶器官，在乳腺细胞中含有雌激素受体。当细胞发生癌变后，有的癌细胞保留这种受体，有的癌细胞受体却消失了。保留雌激素受体的癌细胞仍接受体内内分泌所调节，称为"激素依赖性细胞"，受体消失的癌细胞则不受内分泌所调节，称为"激素非依赖性细胞"。乳腺癌患者的雌激素受体测定与其疗效以及预后有明确的关系。

（1）雌激素受体阳性者应用内分泌治疗的有效率为50%~60%，而受体阴性者有效率低于10%。如果同时测定孕激素受体，二者均为阳性者有效率可高达77%。

（2）受体含量与内分泌疗效的关系成正相关，含量越高，治疗效果越好。

（3）雌激素受体阴性的癌细胞常常为分化程度差的细胞类型，术后易复发。雌激素受体状态是肿瘤转移部位的预后因素，受体阳性的患者如有术后复发时，常倾向于皮肤、软组织、骨和生殖系统转移；受体阴性者如有复发，多倾向于内脏转移。不论有无淋巴结转移，受体阳性者的预后均较阴性者好。

（4）雌激素受体的测定为制订乳腺癌手术后辅助治疗方案提供重要参考依据。受体阳性尤其是绝经后的病例，可以应用内分泌治疗作为术后辅助治疗；激素受体阴性或绝经前的患者，手术后则应以辅助性化疗为主。

肿瘤标记物对乳腺癌诊断有何意义？

肿瘤标记物是指肿瘤组织和细胞由于癌基因、抗癌基因与其他肿瘤相关基因及其产物异常表达所产生的抗原和生物活性物质，在正常组织和良性疾病时几乎不产生或产生极微；是指肿瘤组织产生的可以反映肿瘤自身存在的化学物质或与肿瘤存在密切相关的物质，如癌胚抗原（CEA）、铁蛋白、人绒毛膜促性腺激素（HCG）、降钙素、CA15-3等。肿瘤标记物的检测不仅在肿瘤诊断、转移、疗效评价及判断预后等方面都具有重要意义，而且对肿瘤标记物的连续动态监测还有助于良性、恶性病变的鉴别，对于癌前病变的监控也具有重要意义。目前，尚未发现一种具备高度敏感性及特异性的、可作为乳腺癌早期诊断的肿瘤标记物，因此，虽然检查血中肿瘤标记物可能对乳腺癌的诊断有所帮助，但尚不能作为诊断的依据，临床应正确使用并正确看待肿瘤标记物检测结果。

乳腺癌免疫组织化学检测有何意义？

免疫组织化学（简称免疫组化）是利用特异性抗原抗体免疫反应来观察和研究组织或细胞中某些抗原或抗体的定位和定性的一门新的技术。将荧光素或酶标记抗体与组织切片中的相应抗原结合，在荧光抗体定位处可发出荧光，用荧光显微镜可检出抗原物质所处的部位；酶标记的抗体通过底物的显色反应，用普通光学显微镜可对被测抗原物质定性或准确定位。免疫组化将形态学观察和抗原抗体反应的特异性以及免疫标记技术的敏感性相结合，可以在组织原位显示肿瘤所含的抗原成分，用于肿瘤诊断和鉴别诊断、病因和病变机制的研究。

目前比较常用的免疫组化方法是PAP法（辣根过氧化物酶-抗辣根过氧化物酶法）和ABC法（卵白素-生物素法），而ABC法更为常用。ABC法是利用蛋清中提取的一种糖蛋白-亲和素（A）能与4个生物素（B）结合的能力，用2种抗体逐级放大。第一抗体（Ab_1）与组织中的待测抗原结合，第二抗体是生物素标记的兔抗鼠Ig（Ab_2），能与Ab_1结合，然后加入酶标记的亲和素，再加底物显色，形成Ag-Ab_1-Ab_2-B-A-酶-底物的反应模式，可对待测抗原进行定性和定位。

免疫组化检测标记物可作为辅助早期乳腺癌诊断指标，如Her-2在导管内癌及早期乳腺癌细胞中的强阳性高表达可作为识别早期乳腺癌的有效指标；CEA可作为鉴别乳腺良恶性病变有意义的指标。有些免疫组化指标可作为乳腺癌治疗及预后判断的指标，如P53蛋白表达与预后呈负相关；Her-2高表达的浸润性乳腺癌容易复发或远处转移；nm23高表达者无病生存期和总生存期明显高于nm23低表达者；PCNA高表达者肿瘤组织学分级差、生存期短、临床期别晚。此外，免疫组化指标可用于鉴别隐性乳腺癌的淋巴结转移，如应用抗人乳腺癌单克隆抗体M4G3对淋巴结进行免疫组化检测，能准确判断转移癌是否来自乳腺。

怎样根据癌基因的改变来判断乳腺癌的预后？

肿瘤的发生是由于细胞的增殖过程与分化、死亡过程比例失常，当细胞的分裂增加，而细胞分化、死亡减少时，未分化的终极细胞增多，出现了细胞恶性生长和分化不全细胞堆积现象。细胞增殖的关键控制点是基因变化，其中"癌基因"和"抑制基因"是直接参与细胞分裂的重要环节。"癌基因"的表达可促进细胞的增殖，当基因结构发生改变或表达过度时，其促细胞生长的作用过强，引起细胞的过度增生。"抑制基因"的表达则抑制细胞的增殖，当该基因结构与功能发生改变时，失去了对细胞增殖的负调节作用，也会发生使细胞增生的信息。以上两种基因中任何一种，或共同的变化，都有可能导致肿瘤的发生。

"癌基因"或"肿瘤基因"是具有潜在诱导细胞恶性转化的基因，许多因素都可影响或干预它的表达：

首先，病毒是某些癌症发病的重要起因。某些逆病毒的基因片段嵌入细胞基因中，能迅速表达，而使细胞呈恶性转化；有些逆病毒基因嵌在正常细胞染色体DNA的某一特定部位，改变了其连接部位基因的正常表达，而使细胞癌变。这种能够诱导细胞癌变的基因称为"肿瘤癌基因"。

其次，在一些有癌聚集倾向的家族人群的细胞中，分离出与肿瘤病毒癌基因的同源序列。这种基因是正常的细胞基因，其表达产物与细胞的正常生长、增殖和分化过程有关。一旦被某种因素激活，就会转变成有转化细胞活力的癌基因，因为它能转变为癌基因，因此称为"原癌基因"或"细胞原癌基因"。

癌基因的改变，如基因的扩增、过度表达、重排组合或位点丢失等与肿瘤的发生及其预后有关。主要表现在以下几个方面：

（1）基因与病情的关系：Her-2基因的过度表达在晚期病例可增高达67%，这种过度表达与激素受体情况呈反比，说明激素受体阴性患者的预后较受体阳性者差。

（2）基因与预后的关系：Her-2基因的过度表达常与早期复发有关，过度表达者生存期短。此外，其他癌基因如Hst-1、Hnt-2的扩增和rasP21的高表达常提示肿瘤的预后较差。

另外，"生长因子"调控着乳腺组织细胞的增生、死亡的新陈代谢过程。

基因的研究与探索使人类能够从分子生物学的角度揭示癌细胞的转变过程，也为人类最终战胜癌症找到一条生物治疗的方法。

癌基因、抑癌基因及其产物的检测对乳腺癌有何意义？

肿瘤的发生是由于细胞增殖与分化出现异常，表现为细胞的过度增殖与分化减低，从而出现未分化的终极细胞的恶性生长现象。正常情况下，细胞的增殖受许多信息的调控，异常的增殖常由调控失衡引起。在细胞的增殖与癌变过程中，癌基因与抑癌基因直接参与其中。癌基因是指在自然或实验条件下，具有潜在诱导细胞恶性转化的基因。实际上，原癌基因在正常细胞中都有适度的表达，而且这种表达是维持细胞正常的生长与分化所必需的。当各种致癌因子作用于人体时，原癌基因发生获得启动子、点突变、基因扩增及基因易位等变化，导致肿瘤的发生。抑癌基因是指存在于正常细胞的一种抑制肿瘤发生的基因，当这种基因缺失或变异时，则失去其抑瘤功能，肿瘤才会发生。

随着DNA提取及杂交技术、PCR技术、RFLP连锁分析等基因诊断技术的发展，基因及其产物在癌变过程中的作用更多地被发现。与乳腺癌发生可能有关的癌基因及蛋白产物有bcl-2、c-erbB-2、c-myc、cyclin D1等；抑癌基因及蛋白产物有P53、RB、BRCA1、BRCA2、P16、P21等。这些癌基因、抑癌基因及其蛋白产物的结构与功能的变化，通过影响细胞生长因子的调节，加速细胞分裂与增殖。研究发现，nm23丢失与乳腺癌转移相平行，nm23的基因产物在乳腺癌中具有减弱转移的能力；蛋白酪氨酸磷酸化酶具有肿瘤抑癌基因的特性，其基因表达缺失明显促进细胞增生以及与EGFR、Her-2等酪氨酸激酶相似的癌基因活性。

目前基因检查和鉴定技术已成功应用于癌症的早期诊断及预后判断。由于基因诊断具有特异性强、敏感性高的特点，对某些癌症的早期诊断及预后判断发挥重要的作用。

乳腺癌患者在术后还需要做哪些检查？

乳腺癌患者在手术后放疗、化疗期间，应严密监测血象、肝肾功能等。因为放疗、化疗均有较大的细胞毒性，在杀伤肿瘤细胞的同时对正常细胞也有毒性，引起骨髓抑制、肝肾细胞损害，如果出现白细胞严重下降，肝功能受损明显，则应考虑更改治疗方案。由于化疗药物（如蒽环类药物）有心脏毒性，化疗前应常规作心电图检查。另外，患有一侧乳腺癌者，其对侧乳房患乳腺癌的危险性大大提高，因此，应注意对侧乳房的定期检查。一般认为，当对侧乳房无乳腺增生等良性病变时，应每半年做一次对侧乳房的体格检查及乳腺超声检查，每一年做一次钼靶X线摄片；当对侧乳房患有乳腺增生等良性病变时，则应积极治疗，定期随访。

乳腺癌患者还应定期拍胸片，以监测肺部有无转移灶；定期做盆腹部B超检查，以排除肝脏转移及盆腹腔其他部位的转移；定期行肿瘤标记物监测（如CEA，CA125，CA153等），以观察有无肿瘤进展；如出现头痛，且疼痛剧烈，进行性加重，则应做脑电图或脑CT检查，以明确是否已发生脑部转移。如出现腰痛、肢体疼痛等症状，则应做同位素骨扫描检查及血碱性磷酸酶检测，以观察有否骨转移。

急性乳腺炎有哪些临床表现？

急性乳腺炎是乳腺的急性化脓性病症，一般为金黄色葡萄球菌感染所致。多见于初产妇的哺乳期。细菌可自乳头破损或皲裂处侵入，亦可直接侵入乳管，进而扩散至乳腺实质。一般来讲，急性乳腺炎病程较短，预后良好，但若治疗不当，也会使病程迁延，甚至可并发全身性化脓性感染。急性乳腺炎中医称之为"乳痈"。

（1）有乳头创伤或乳头发育不良史，开始有发冷，而后高热、寒战、头痛、乳房胀痛或搏动性疼痛。

（2）早期乳房肿胀，局部硬结，进而红、肿、热、压痛；形成脓肿则有波动感，感染表浅者可自行破溃；患侧腋窝淋巴肿大、压痛。

（3）全身反应、食欲不振、体温升高、寒战，可并发败血症。

（4）辅助检查，白细胞总数及中性粒细胞均明显升高，发病时常有高热、寒战等全身中毒症状，患侧乳房体积增大，局部变硬，皮肤发红，有压痛及搏动性疼痛。如果短期内局部变软，说明已有脓肿形成，需要切开引流。患侧的腋淋巴结常有肿大，白细胞计数增高。

（5）脓肿的临床表现与其位置的深浅有关，位置浅时，早期有局部红肿、隆起，而深部脓肿早期时局部表现常不明显，以局部疼痛和全身性症状为主。脓肿可以单个或多个；可以先后或同时形成；有时自行破溃或经乳头排出，亦可以侵入乳腺后间隙中的疏松组织，形成乳腺后脓肿。

急性乳腺炎的诊断依据是什么？

（1）多见于哺乳期的初产妇。

（2）患侧乳房疼痛，炎症部位（多位于乳房的外下象限）红肿、变硬、压痛，以后形成脓肿。脓肿常位于乳晕下、乳管内、乳腺内或乳腺后，深部脓肿波动不显著。腋下淋巴结肿大并可有压痛。

（3）可有寒战、高热、血白细胞增多。

（4）于乳房红肿明显处穿刺常可见脓性液体，穿刺物培养可有细菌生长。

（5）抗感染治疗疗效显著。

急性乳腺炎与浆细胞性乳腺炎如何鉴别？

急性乳腺炎与浆细胞性乳腺炎均为乳房的炎性病变，急性乳腺炎以哺乳期多见，病程较短，治疗效果好。而浆细胞性乳腺炎好发于非哺乳期，常发生在乳晕区，病程一般较长。浆细胞性乳腺炎是一种比较复杂的乳腺炎症，因其炎症周围组织里有大量浆细胞浸润而得其名。除此之外，它有很多不同的名称，最常见的被称为"乳腺导管扩张综合征""闭塞性乳腺炎""非哺乳期乳腺炎"及"慢性乳腺炎"等。该病是因乳腺导管上皮不规则增生，分泌功能紊乱，乳头和乳晕下大乳管内含脂质类分泌物积聚，引起乳管扩张，以后积聚物分解，产生的化学物质不断刺激周围组织，引起炎症。有时炎症会急性发作而成为脓肿，所以脓液里常夹有豆腐渣样的东西，或粉渣样的物质，故又将其称为"粉刺性乳腺炎"，中医称之为"粉刺性乳痈"。尽管两者都是炎变，但本质不同，前者是因为乳汁潴留，细菌侵入所致的化脓性炎症，畏寒发热及疼痛均很明显，实验室检查白细胞计数一般升高，抗生素治疗效果较好，脓肿形成后，经切开引流即可治愈；后者是导管阻塞所致的导管扩张，管内集聚的脂类物质分解后渗出管外，引起的化学性炎症反应，并非细菌感染所致，因此全身症状较轻，抗生素治疗效果甚微，如有脓肿，单纯切开引流效果不好，须将扩张的导管一并切除才有效。穿刺涂片检查，前者主要是脓细胞，浆细胞少见；后者可查见浆细胞为主的炎性细胞。临床上见反复发作的乳晕旁乳腺炎首先考虑是否为浆细胞性乳腺炎。

急性乳腺炎与炎性乳癌如何鉴别？

急性乳腺炎发病多见于哺乳期，病程短，预后良好，局部症状好发于乳房的下部象限，或深部，有红肿热痛或化脓。

炎性乳癌又称弥漫性乳癌，是一种比较少见的乳腺癌。其主要临床特征为乳房红肿、疼痛亦很明显，但一般局部没有肿块可扪及。肿瘤发展迅速，常累及整个乳房。由于其恶性程度高，病理切片见癌细胞呈弥漫性，乳房和乳房淋巴管内充满大量癌细胞。炎性乳癌亦好发于妊娠或哺乳期女性，由于其来势凶猛，转移出现早且广泛，患者常于1~3年内死亡。

两者的主要鉴别点为：①两者均可见到乳房部的红肿热痛等炎症表现，但急性乳腺炎时皮肤红肿可较局限，亦可较广泛，颜色为鲜红；而炎性乳癌时皮肤改变广泛，往往累及整个乳房，其颜色为暗红或紫红色。急性乳腺炎时皮肤呈一般的凹陷性水肿；而炎性乳癌的皮肤水肿则呈"橘皮样"。②两者均可见到腋下淋巴结肿大，但急性乳腺炎的腋下淋巴结相对比较柔软，与周围组织无粘连，推之活动性好；而炎性乳癌的腋下淋巴结肿大而质硬，与皮肤及周围组织粘连，用手推之不活动。③从全身症状来看，急性乳腺炎常有寒战、高热等明显的全身性炎症反应；而炎性乳癌通常无明显全身炎症反应，如伴有发热，则为低热或中等热度。④从病程来看，急性乳腺炎病程短，可在短期内化脓，抗感染治疗有效，预后好；而炎性乳癌则病情凶险，一般不成脓，不发生皮肤溃破，却可延及同侧乳房以外的颈部及手臂，甚至可侵及对侧乳房，抗感染治疗无效，预后差。

炎性乳癌和急性乳腺炎在初期比较难鉴别，随着病情的发展其不同点就愈来愈明显了。由于炎性乳癌属于Ⅲb 期~Ⅳ期，病情发展凶猛，治疗效果很差，一旦延误诊断，后果严重。因此，临床医生务必对不典型的乳腺炎提高警惕，对诊断不明者，短期内密切跟踪观察，必要使穿刺活检可明确诊断。

乳腺增生症是怎样引起的？

由于内分泌激素失调导致乳腺组织增生过度而复旧不全是乳腺增生症发病的主要原因，这一点已得到了学术界的共识。但是多数乳腺增生症患者的血液激素水平检测并无明显异常，因此究竟是哪些激素在什么样的环境下发生了怎样的失调，尚无统一而明确的认识。比较经典的病因学说是，雌激素与孕激素平衡相对失调，表现为黄体期孕激素分泌减少，雌激素的量相对增多，致使雌激素长期刺激乳腺组织，而缺乏孕激素的节制与保护作用，乳腺导管和小叶在周而复始的月经周期中，增生过度而复旧不全，从而导致乳腺增生症的发生。近年来，许多学者认为，催乳素升高也是引起乳腺增生症的一个重要因素。此外，有研究表明，激素受体在乳腺增生症的发病过程中也起着重要作用。

一般认为，神经、免疫及微量元素等多种因素均可造成机体各种内分泌激素的失衡。人生存的外部环境、工作及生活条件、人际关系、各种压力造成的神经精神因素等均可使人体的内环境发生改变，从而影响内分泌系统的功能，进而使某一种或几种激素的分泌出现异常。比如，在长期的紧张焦虑状态下，神经传递介质环境改变，发生雌激素/多巴胺不协调，则导致PRL分泌增加，而可能引起或加重乳腺增生症。

中医认为肝肾两经与乳房关系最密切，其次是冲任两脉。肝郁气滞、情志内伤在乳癖的发病过程中有重要影响。平素情志抑郁，气滞不舒，气血周流失度，蕴结于乳房胃络，乳络经脉阻塞不通，不通则痛而引起乳房疼痛；肝气横逆犯胃，脾失健运，痰浊内生，气滞血瘀挟痰结聚为核，循经留聚乳中，故乳中结块。肝肾不足，冲任失调也是引起乳癖的重要原因。肾为五脏之本，肾气化生天癸，天癸激发冲任，冲任下起胞宫，上连乳房，冲任之气血，上行为乳，下行为经。若肾气不足，冲任失调，气血瘀滞，积聚于乳房、胞宫，或乳房疼痛而结块，或月经紊乱失调。

乳腺增生症的临床表现是怎样的？

乳房出现与月经有关的周期性疼痛和肿块为本病主要的临床表现。

（1）乳房疼痛：常为胀痛或刺痛，可累及一侧或两侧乳房，以一侧偏重多见，疼痛严重者不可触碰，甚至影响日常生活及工作。疼痛以乳房肿块处为主，亦可向患侧腋窝、胸胁或肩背部放射；有些则表现为乳头疼痛或痒。乳房疼痛常于月经前数天出现或加重，行经后疼痛明显减轻或消失；疼痛亦可随情绪变化而波动。这种与月经周期及情绪变化有关的疼痛是乳腺增生症临床表现的主要特点。

（2）乳房肿块：肿块可发于单侧或双侧乳房内，单个或多个，好发于乳房外上象限，亦可见于其他象限。肿块形状有片块状、结节状、条索状、颗粒状等，其中以片块状为多见。肿块边界不明显，质地中等或稍硬韧，活动好，与周围组织无粘连，常有触痛。肿块大小不一，小者如粟粒般大，大者可逾3~4cm。乳房肿块也有随月经周期而变化的特点，月经前肿块增大变硬，月经来潮后肿块缩小变软。

（3）乳头溢液：少数患者可出现乳头溢液，为自发溢液，草黄色或棕色浆液性溢液。

（4）月经失调：本病患者可兼见月经前后不定期，量少或色淡，可伴痛经。

（5）情志改变：患者常感情志不畅或心烦易怒，每遇生气、精神紧张或劳累后加重。

乳腺增生症的诊断标准是什么？

（1）体检常见有一侧或双侧乳房出现单个或多个肿块，多数伴有周期性乳房疼痛，且多与情绪及月经周期有明显关系，一般月经来潮前一周左右症状加重，行经后肿块的疼痛明显减轻，且连续3个月不能自行缓解。

（2）排除生理性乳房疼痛。

（3）临床检查乳房可触及单个或多个大小不等之不规则结节或条索状，质韧，多位于外上方，结节与周围组织不粘连，可被推动，边缘不清，常有轻度触痛，腋下淋巴结不大。

（4）利用钼靶X线、B超、乳腺近红外扫描检查等辅助检测手段，必要时行肿块针吸细胞学检查及局部活组织病理检查，以排除乳腺癌、乳腺纤维瘤等其他乳腺良性、恶性疾病。

乳腺增生症需与哪些病进行鉴别诊断？

乳腺增生症是非常常见的乳腺良性疾病，往往与其他乳腺疾病合并存在，因此临床上很难仅仅根据体格检查就排除早期乳腺癌的可能性，特别是乳腺增生症患者若临床表现不典型或没有明显的经前乳房胀痛，仅表现为乳房肿块者，特别是单侧单个、质硬的肿块，更应与乳腺纤维腺瘤及乳腺癌相鉴别。

（1）乳腺增生症与乳腺纤维腺瘤：两者均可见到乳房肿块，单发或多发，质地韧实。乳腺增生症的乳房肿块大多为双侧多发，肿块大小不一，呈结节状、片块状或颗粒状，质地一般较软，亦可质地硬韧，偶有单侧单发者，但多伴有经前乳房胀痛，触之亦感疼痛，且乳房肿块的大小性状可随月经而发生周期性的变化，发病年龄以中青年为多；乳腺纤维腺瘤的乳房肿块大多为单侧单发，肿块多为圆形或卵圆形，边界清楚，活动度大，质地一般韧实，亦有多发者，但一般无乳房胀痛，或仅有轻度经期乳房不适感，无触痛，乳房肿块的大小性状不因月经周期而发生变化，患者年龄多在30岁以下，以20~25岁最多见。此外，在乳房的钼靶X线片上，乳腺纤维腺瘤常表现为圆形或卵圆形密度均匀的阴影及其特有的环形透明晕，亦可作为鉴别诊断的一个重要依据。乳腺超声检查对于乳腺纤维腺瘤的诊断常常优于乳房的钼靶摄片检查。

（2）乳腺增生症与乳腺癌：两者均可见到乳房肿块。但乳腺增生症的乳房肿块质地一般较软，或中等硬度，肿块多为双侧多发，大小不一，可为结节状、片块状或颗粒状，活动，与皮肤及周围组织无粘连，肿块的大小性状常随月经周期及情绪变化而发生变化，且肿块生长缓慢，好发于中青年女性；乳腺癌的乳房肿块质地一般较硬，有的坚硬如石，肿块大多为单侧单发，肿块可呈圆形、卵圆形或不规则形，可长到很大，活动度差，易与皮肤及周围组织发生粘连，肿块与月经周期及情绪变化无关，可在短时间内迅速增大，好发于中老年女性。此外，在乳房的钼靶X线片上，乳腺癌常表现为肿块影、细小成簇的钙化点、异常血管影及毛刺等，也可以帮助诊断。对于乳腺癌肿块针吸可找到异型细胞。最终诊断需以组织病理检查结果为准，因此即使对于辅助检查均未提示乳腺恶性病变的患者，未经组织病理检查，不可轻易排除早期乳腺癌的可能，要做积极的定期随访。

乳腺增生症的病理表现是怎样的？

由于乳腺增生症的组织形态复杂，所以其组织学分类方法也多种多样。乳腺增生症按导管上皮增生的形态可将其分为4级。Ⅰ级：不伴有导管上皮增生，此级发生率为70%；Ⅱ级：伴有导管上皮增生，但上皮细胞不呈异型性，其发生率为20%；Ⅲa级：伴有导管上皮增生，上皮细胞呈轻度异型性，发生率为5%；Ⅲb级：伴有导管上皮增生，上皮细胞呈重度异型性，发生率为5%，此级恶变率最高，可能恶变率为75%~100%。乳腺增生症在病理上，一方面表现为乳腺导管的囊性扩张，形成大小不等的囊肿；另一方面表现为导管上皮有不同程度的乳头状增生，小叶内和小叶间纤维组织也有不同程度的增生。有学者依乳腺结构在数量和形态上的异常将其分为乳腺组织增生、乳腺腺病（又分为小叶增生期、纤维腺病期及纤维化期）、乳腺囊肿病三大类；也有的学者依乳腺增生的基本组织改变将其分为小叶增生、纤维化、炎性、囊肿、上皮增生、腺病6种类型。也正是由于其组织形态学上的复杂性，所以才造成了本病命名上的混乱性，如小叶增生症、慢性乳腺炎、纤维囊性乳腺病、良性上皮增生症、腺病等。以往曾有人提出乳腺囊性增生性改变是癌前病变，此种概念近年来已基本被否定。现在认为乳腺增生症的病理改变中与癌变关系最大的是导管上皮增生与不典型增生。

什么叫乳腺导管或小叶的非典型增生？

非典型增生的组织学特征是，在上皮细胞高度增生的基础上，导管或腺泡上皮增生继续发展而形成乳头状、实性、筛状或腺型结构，且导管变粗，管腔扩大，细胞呈现一定的异型性，体积增大，细胞极性有不同程度的紊乱或消失，细胞的双层结构不明显。乳腺组织的非典型增生是一个病理学上的概念。一般认为，从正常细胞发展到肿瘤细胞，都要经历一个这样的过程，即：正常增生非典型增生原位癌浸润癌，而非典型增生则是从良性改变到恶性改变的中间站，是由量变到质变的关键点，因此，将非典型增生称之为"癌前病变"。有资料表明，乳腺小叶或导管上皮的非典型增生患者罹患乳癌的机会是正常女性的5~18倍。但是，这并不意味着非典型增生就一定会发展成癌。如果对非典型增生进行积极的治疗与监控，其中的许多会停止发展，也有可能会发生逆转而恢复正常。所以，对非典型增生这一重要的病理阶段应给予足够的重视。

非典型增生的程度可分为轻、中、重度，或称为Ⅰ、Ⅱ、Ⅲ级。随着程度的加重，细胞极性的破坏及异型性也相应增加，其癌变的概率也随之增高，至重度非典型增生时（即Ⅲ级非典型增生），已与原位癌非常接近。

乳腺的非典型增生，可分为"异型导管增生（ALA）"或"异型小叶增生（ALB）"。前者指起源于末梢导管，包括小叶内、外末梢导管以及小叶内末梢导管连接处的异型增生；而后者是指来源于小叶内末梢导管以下最小末梢盲管腺泡的异型增生。无论是异型导管还是异型小叶，均与乳腺癌关系密切，是乳腺增生症的一种特殊类型，是公认的癌前病变。

乳腺组织的病理活检是发现乳腺增生症患者中那些具有非典型增生病例组织学证据的唯一手段，因为通过临床体检及其他辅助检查，只能提供肿块影像学的证据，通过免疫组化等方法研究乳腺非典型增生的生物学行为，可能为乳腺癌癌前病变的研究提供一些帮助。对于乳腺不典型增生特别是中度以上的乳腺不典型增生患者，临床上要进行密切的随访，也有学者认为可以服用抗雌激素受体药物预防癌变。

乳腺增生症与乳腺癌的关系如何？

乳腺增生与乳腺癌在临床表现上都以肿块为主，在发病机制上有相似之处，而且，某些类型的乳腺增生症可以发展成乳癌，乳腺增生症与乳癌虽属两种不同性质的疾病，但两者均由内分泌失衡引起，而且都与雌激素水平过高有关。在流行病学方面，两者都与精神因素、婚育胎产、哺乳等因素有关，乳腺增生的发病危险因素也是乳癌的发病危险因素，这说明这两个病在发病机制上可能有相似之处。

从理论上讲，任何癌肿都是细胞增生的最终恶果，是细胞增生在量变的基础上发生质变，它经历了轻度增生—非典型增生—细胞突变—癌性增生的过程，所以仅从这个意义看，乳腺增生最终可以发展为乳腺癌，但是，由于增生的发展不是一个永不停止的过程，多数增生细胞发展到一定程度后不再继续发展，停滞在某一阶段，所以，只有部分乳腺增生症能发展成乳腺癌，这样我们可以把乳腺增生症分为两类：一类为一般性增生；一类为癌前增生。所以如果患有乳腺增生症，通过积极治疗是可以降低乳腺癌的发生概率。

乳腺增生症与乳腺癌之间有无关系、何种关系、关系的密切程度，一直存在着争议。就大多数的研究结果来看，患有乳腺增生症的女性，以后发生乳腺癌的危险性较正常人群要大，特别是有乳腺癌家族史则更是大大增加了这种危险性。乳腺增生症与乳腺癌之间存在以下几个方面的确切联系：

（1）共同的流行病学特征：乳腺增生症与乳腺癌在流行病学上有许多共同的特征，两者发病的危险因素相同之处多于不同之处，如月经初潮早、绝经迟、首胎年龄大、胎次少、受教育程度高等。以上特征说明两者之间确实存在着一些内在的联系。

（2）临床联系：乳腺增生症与乳腺癌在临床方面的联系首先表现为两者在发病上的联系，如乳腺癌患者中的一部分以往曾患有乳腺增生症，这可能说明乳腺癌由乳腺增生症恶变而来；亦可能是同一患者先患有乳腺增生症，而随着年龄的增长以后又患了乳腺癌。两者在临床表现上也具有一定程度的联系，如均可表现为乳房肿块或腺体增厚、乳头溢液等。有研究发现，乳腺增生症中的乳房肿块较大者及双侧乳房发病者患乳腺癌的危险性增加。由于乳腺增生症与乳腺癌的临床症状体征在某些不典型的病例中表现极其相似，可能会难以鉴别，因此，需要临床医生细心诊断，避免发生误诊。如果将乳腺癌误诊为乳腺增生症，则会使很多乳癌患者贻误早期治疗的时机而影响预后；如果将乳腺增生症误作乳腺癌予以切除，则使患者遭受不必要的手术创伤。

（3）病理组织学研究表明，乳腺增生症与乳腺癌在组织学上有一定的联系。其中，上皮增生特别是导管和小叶的非典型增生，是乳腺组织的正常上皮发展到癌的一个必经之路，因此两者之间在组织发生上具有相关性。此外，一些学者在乳腺原位癌旁找到异型小叶和导管，也为两者组织学上的联系提供了很好的证据。但是，多数学者认为，乳腺增生症中的小叶增生及腺病，不伴有明显的上皮增生者，一般不会发展为癌。

总之，乳腺增生症中的一部分可发生恶变而成乳腺癌，对此应给予足够重视。其中，乳腺增生症中的重度不典型性小叶或导管增生，导管上皮的汗腺化生，多发性导管内乳头状瘤（导管内乳头状瘤病）等恶变为乳腺癌的危险性大，故有人称为癌前期病变。因此凡患有乳腺增生症中的上述类型者要注意定期复查，必要时应行手术活检以取得组织进行病理学检查。

什么是乳痛症？

严格地讲，乳痛症不是一个诊断名词。也有学者认为乳痛症是乳腺增生症的早期表现，是由于内分泌激素的失衡，乳腺组织在月经周期中发生增生过度而复旧不全，乳腺充血水肿而引起疼痛感。临床可见到一些这样的患者，她们前来就诊时，主要以乳房疼痛为主诉，经医生检查，乳房内触不到具体的肿块，或只有轻度腺体增厚感，我们将其称为乳痛症。乳痛症常可见于未婚或已婚未育的青年女性，只表现为月经前乳房胀痛，月经后乳痛缓解，无乳房肿块。因此，有学者认为，乳痛症属女性的生理改变，是乳房作为卵巢内分泌激素的靶器官，随月经周期中激素的变化而发生的生理反应，不需特殊治疗，随着其结婚、妊娠、哺乳等一系列生理环境的变化，乳痛症常可在几年内自行缓解。当这种情况一直得不到纠正而长此以往，乳腺组织的增生加重，若干年后则形成肿块，发展成为乳腺增生症。乳痛症可不服药，仅予临床观察即可；如果乳痛较重，甚至影响日常生活工作，则可对症治疗，或同乳腺增生症的治疗。

由于本病患者多为20多岁的青年女性，而这个年龄段的女性患乳腺癌者极少，所以患有乳痛症者大可不必紧张，有时通过心理调整、生活习惯调整及饮食调理即可获得缓解。

什么是乳腺纤维腺瘤？

乳腺纤维腺瘤可发生于青春期后的任何年龄的女性，但以18~25岁的青年女性多见。病理上是指发生于乳腺小叶内纤维组织和腺上皮的混合性瘤，是乳房良性肿瘤中最常见的一种。本病的发生与内分泌激素失调有关，如雌激素相对或绝对升高可引起本病。临床上以无痛性乳房肿块为主要症状，很少伴有乳房疼痛及乳头溢液者。至于乳腺纤维腺瘤是否会发生恶变，一般认为，有少数病例可发生纤维成分的肉瘤变，而极少有发生上皮成分的癌变者。

乳腺纤维腺瘤中医称之为"乳核"。以往也曾称其为"乳癖"，所以在许多中医书中见到的"乳癖"，有一部分指的是乳腺增生症，还有一部分则指的是乳腺纤维腺瘤。为了避免两者命名上的混乱，现已将其规范为"乳核"的范畴。中医认为，乳核是由于肝气郁结或血瘀痰凝所致。

中医认为，疏肝解郁、活血化痰中药可调整机体内分泌状况，消除乳房部的肿块，治疗腺瘤可取得较好的疗效。西医认为乳腺纤维腺瘤最有效的治疗手段就是手术。手术可以将腺瘤切除而使之治愈，但部分病例可于原手术部位或在乳房其他部位再生新的腺瘤。对于双侧多发的年轻乳腺纤维腺瘤患者，如果生长缓慢或肿块较小者也可以定期观察。

乳腺纤维腺瘤的临床表现是怎样的？

乳腺纤维腺瘤最主要的临床表现就是乳房肿块，而且多数情况下，乳房肿块是本病的唯一症状。有部分患者肿块仅能在乳腺超声检查时被发现。乳腺纤维腺瘤的肿块多为患者无意间发现，一般不伴有疼痛感，亦不随月经周期而发生变化。少部分病例乳腺纤维腺瘤与乳腺增生症共同存在，此时则可有经前乳房胀痛。

乳腺纤维腺瘤的肿块好发于乳房的外上象限。腺瘤常为单发，亦有多发者。腺瘤呈圆形或卵圆形，直径以1~3cm者较为多见，亦有更小或更大者，偶可见巨大者。表面光滑，质地坚韧，边界清楚，与皮肤和周围组织无粘连，活动度大，触之有滑动感。腋下淋巴结无肿大。腺瘤多无痛感，亦无触痛。其大小性状一般不随月经周期而变化。肿块通常生长缓慢，可以数年无变化，但在妊娠哺乳期可迅速增大，个别的可于此时发生肉瘤变。因此，较大的乳腺纤维腺瘤，常被建议在怀孕前切除。

怎样诊断乳腺纤维腺瘤？

由于乳腺是位于体表的器官，所以发生在乳腺的纤维腺瘤的诊断相对比较容易。

乳腺纤维腺瘤的诊断依据为：

（1）好发于青少年女性，以18~25岁最为常见。

（2）肿瘤多发生于一侧乳房，常为单发，且以乳房外上象限为多见。肿块常呈圆形或卵圆形，大小不一，质地坚硬，表面光滑，境界清楚，活动度大，不与周围组织粘连，无疼痛和触痛。生长缓慢，不会化脓溃烂。与月经周期无关。

（3）乳腺超声检查是乳腺纤维腺瘤的首选影像诊断方法。钼靶X线摄片及其他影像检查，可帮助诊断。必要时可做肿块针吸细胞学检查或活组织病理检查，以最终明确诊断。

另需说明的是，如果35岁以上的女性，特别是绝经期以后的女性，出现乳房肿块，即使乳房肿块的性状非常像乳腺纤维腺瘤，亦不可轻易下此诊断，需在排除了乳腺癌的可能之后再下纤维腺瘤的诊断，并且宜首选手术治疗。

乳腺纤维腺瘤需与哪些病进行鉴别诊断？

乳腺纤维腺瘤的乳房肿块应与其他同样以乳房肿块为主要临床表现的疾病相鉴别，如乳腺增生症、乳腺囊肿及乳腺癌。

（1）乳腺纤维腺瘤与乳腺增生症：两者均可见到乳房肿块，单发或多发，质地韧实。但乳腺纤维腺瘤的肿块以单侧单发者较为多见，多呈圆形或卵圆形，边界清楚，活动度大，肿块无痛感及触痛，与月经周期无明显关系，发病年龄以30岁以下者多见；乳腺增生症的肿块以双侧多发者较为常见，可呈结节状、片块状或颗粒状，质地较软或硬韧，肿块常有明显痛感及触痛，且可随月经周期而发生变化，月经前整个乳房常有胀感，经后可缓解，发病年龄以30岁以上者多见。必要时可行有关辅助检查予以鉴别，如乳腺超声检查，可以发现边界清楚的低回声肿块，内部回声均匀。做乳房钼靶X线摄片，乳腺纤维腺瘤有时可见到圆形或卵圆形密度均匀的阴影，其周围可见有一圈环行的透明晕，据此可与乳腺增生症相鉴别。

（2）乳腺纤维腺瘤与乳腺囊肿：两者均可见到无痛性的乳房肿块，多为单侧单发，边界清楚，表面光滑。但乳腺纤维腺瘤的肿块质地较囊肿稍硬韧，无囊性感，活动度较囊肿为大，且发病年龄以18~25岁最为多见；乳腺积乳囊肿的肿块有囊性感，活动度不似腺瘤那样大，且多发于妊娠哺乳期，乳腺单纯囊肿则除囊肿外尚有乳腺增生症的临床特征。此外，可行肿块穿刺予以鉴别，腺瘤为实性肿块，无液体；而囊肿则可抽出乳汁样或浆液性的液体。临床上常依靠乳腺超声检查做出无创诊断。

（3）乳腺纤维腺瘤与乳腺癌：两者均可见到无痛性乳房肿块，多为单发。乳腺纤维腺瘤的乳房肿块呈圆形或卵圆形，质地韧实，表面光滑，边界清楚，活动度大，肿块生长缓慢，一般以1~3cm大者较常见，超过5cm者少见，同侧腋窝淋巴结无肿大，发病年龄以30岁以下者为多见；乳腺癌的乳房肿块可呈圆形或卵圆形，亦可呈不规则形，质地坚硬如石，肿块表面欠光滑，活动度差，易与皮肤及周围组织发生粘连，肿块可迅速生长，可呈无限制地生长而长至很大，同侧腋窝淋巴结常有肿大，发病年龄以35

岁以上者多见，尤以中老年妇女多见。乳房钼靶X线摄片，纤维腺瘤可见圆形或卵圆形密度均匀的阴影及其周围的环行透明晕；而乳腺癌可见肿块影、细小钙化点、异常血管影及毛刺等。必要时针吸细胞学检查及活组织病理检查可提供组织学证据进行鉴别。对于乳腺纤维腺瘤与乳腺癌鉴别诊断不明的肿块，一般主张行肿块的完整切除活检，既明确了诊断，同时也解决了良性乳腺肿块的治疗问题。

乳腺纤维腺瘤的病理表现是怎样的？

乳腺纤维腺瘤由上皮和纤维组织增生而成，常伴有其他乳腺增生性改变。乳腺纤维腺瘤的大体标本可见：纤维腺瘤与周围乳腺组织分界清楚，可活动，质地韧，表面光滑。肿瘤多呈圆形或椭圆形，其表面常有完整的薄层纤维包膜。当其纤维成分较多时，瘤体切面呈灰白色，半透明，质地韧，富有弹性；当其上皮成分丰富时，切面呈淡粉红色，细颗粒状，甚至呈乳头状，往外翻出，质地偏软。乳腺纤维腺瘤在光镜下，可根据其纤维和上皮成分的生长程度及相互的结构关系，分为管内型、管周型和混合型3种病理类型。①管内型：间质内增生的纤维组织压迫腺管，使其伸长、弯曲及变形，严重者似乎间质成分侵入管腔内。腺管上皮受挤压而萎缩成扁平形。肿瘤内纤维组织较疏松，可呈黏液样。②管周型：上皮成分与纤维成分混杂在一起，腺管呈圆形、卵圆形或不规则形，不受增生纤维组织的挤压。管腔由两层上皮细胞组成，内层为单层立方状或柱状上皮，外层为胞浆透亮的肌上皮。其上皮成分可有轻度增生。肿瘤内纤维组织增生，且围绕在腺管周围，可疏松或致密，甚至可有胶原变性。③混合型：管内型和管周型的病理改变同时存在。

乳腺纤维腺瘤会发生癌变吗？

乳腺纤维腺瘤由上皮和纤维组织增生而成。纤维成分可恶变为肉瘤，如恶性叶状肿瘤；腺上皮成分可恶变为癌。纤维腺瘤的腺上皮成分恶变率低，文献报道为0.038%~0.12%，但这种恶变的危险性为积累增加。有报道5年后浸润性癌的危险性为0.7%，12年后为2.2%。恶变常在妊娠哺乳期发生，或于年龄较大、病史较长的病例发生。乳腺纤维腺瘤的恶变以发生肉瘤变者为多，而发生癌变者较少见。但也有学者认为，乳腺癌的发生与乳腺纤维腺瘤无关；亦有学者认为当乳腺增生症患者同时再患有纤维腺瘤时，则增加了患癌的危险性；还有学者指出，绝经后的女性发生纤维腺瘤，则癌变倾向增加。

因此，一般来讲，如果患了乳腺纤维腺瘤，不必过于紧张，特别是20岁左右的年轻女性，更是没有必要为纤维腺瘤而苦恼，只需在临床医生的监控下进行观察，如果医生认为必要，可服药治疗一段时间；如果发现近期腺瘤持续长大，则可择期手术；如果准备妊娠，亦可考虑在妊娠之前将其手术切除。尽管乳腺纤维腺瘤中仅有极少的恶变比例，但临床处理时，还是应提高警惕，特别是对于那些发病年龄在35岁以上，且肿块在2cm以上者，原则上应予手术切除，并做术中冰冻切片。

乳腺纤维腺瘤的治疗原则是怎样的？

乳腺纤维腺瘤最有效的治疗方法就是手术，此外，尚有中医中药治疗及激素疗法等病因治疗。目前，除手术治疗外，主要采用中医中药治疗，激素治疗不常用。

尽管手术是乳腺纤维腺瘤最有效的治疗方法，但并不意味着只要一发现腺瘤就需立即手术，而是应严格掌握手术时机及手术适应证，不能一概而论。如20岁左右的未婚女性，如果腺瘤不大，则不宜立即手术，应以临床观察为主，必要时可予中医中药治疗；如果为已婚的青年女性，其腺瘤在1cm以上，则宜在妊娠之前手术；如果在妊娠哺乳期新出现的腺瘤，则首先观察其肿块生长情况，对于肿块生长迅速者，应立即手术；如果为35岁以上的女性发现腺瘤，特别是绝经以后的女性新出现了腺瘤，则应立即手术切除，并做术中冰冻切片检查；对于术后于原处又复发的病例应警惕其恶变，每复发一次，就又增加了一些恶变的可能性，所以，原则上仍应手术，并且在手术时需稍扩大切除一些周围腺体，术后可服中药治疗，减少其恶变的可能性。

乳腺纤维腺瘤的手术需在治疗疾病的同时，注意乳房的功能及美感。因为多数患者为青年女性，甚至有相当一部分尚未结婚，当这些患者的纤维腺瘤需要手术切除时，应考虑到患者将来哺乳的需要，而行以乳头为中心的放射状切口，以减少损伤乳管；如肿块靠近乳晕，可以选择沿乳晕的皮肤切口，进入皮下脂肪组织后，在腺体组织上该行放射状切块，这样既能使切口应小而美观，使愈合后的瘢痕缩小到最小，另外也能减少腺体组织和导管的损伤。此外，在行纤维腺瘤手术时，常规应做病理检查，不要认为腺瘤反正是良性的，而且极少发生恶变，不做病理检查无妨，这是十分错误的。须知，常规的病理检查，有条件的地方，尽量做术中冰冻切片，以尽早发现可能存在的恶变。

多发性乳腺纤维腺瘤应怎样处理？

多发性乳腺纤维腺瘤是指乳房部有2个以上的纤维腺瘤者，其发生的比例约为15%。因为多发的乳腺纤维腺瘤可相互临近而彼此融合，亦可散布于一侧或两侧的多个部位，故手术全部切除有一定的困难。所以对于那些腺瘤体积不太大的多发腺瘤，临床可予中药治疗，疏肝解郁，化痰散结，可以使腺瘤体积有所缩小，并抑制其继续生长；对于其中那些体积较大，超过2cm的腺瘤，则可考虑将其切除，切除时如果附近尚有1cm左右的纤维腺瘤亦可一并切除，而距离较远且腺瘤体积较小者，则可以继续对其进行观察。由于多发性乳腺纤维腺瘤切除后，有些仍可于原部位再发，或于其他部位继续有新发的纤维腺瘤出现，因此，建议在腺瘤手术切除后，继续服用一段时间的中药，以防止其再发。

患有乳腺纤维腺瘤一定要立即手术吗？

一般来讲，如果发现患有乳腺纤维腺瘤时，患者年龄较小，仅在20岁左右，尚未结婚，而且腺瘤体积很小，约1cm左右甚至更小，则不主张立即手术。因为此时手术，腺瘤体积过小，且活动度较大，手术时不容易找到；而且未婚的年轻小姑娘，因为很小的腺瘤而手术，使乳房部皮肤留下瘢痕，影响美观，也是一件很遗憾的事情。这种情况下可以服中药治疗或不服药，观察一段时间。如果在观察过程中，腺瘤不停地在缓慢增长，已长至2cm左右，则宜考虑手术切除，以免腺瘤长得较大后，手术创伤较大，瘢痕亦较明显，而且如果继续长大亦有发生恶变的可能。如果在观察的几年中，腺瘤体积均无明显增大，仍可继续观察。直至婚后，准备妊娠之前，如果腺瘤在1cm以上，则应考虑择期手术将其切除。因为往往在妊娠哺乳期，由于体内雌性激素的大幅度增加，可能刺激腺瘤迅速增长，甚至可能诱发肉瘤变。

当然，如果腺瘤在刚刚发现时就较大，超过2cm；或患者年龄较大，超过35岁，则主张一发现就立即手术。虽然乳腺纤维腺瘤的恶变率很低，但也不能完全排除，在充分告知的情况下，一些年轻患者仍要求手术治疗，则手术时既要考虑尽可能避免乳腺组织的损伤，也要兼顾乳房的外形，可选择麦默通旋切术以减少皮肤瘢痕。

中医怎样治疗乳腺纤维腺瘤？

中医治疗乳腺纤维腺瘤首先要进行辨证论治，即根据患者不同的症状表现，施以不同的处方用药，从根本上调整患者的脏腑功能，同时给予一些消块散结的中药，以达标本同治的目的，临床常可取得一定的疗效。

肝气郁结型：一般肿块较小，发展缓慢，不红不热，不痛，推之可移。可有乳房不适，胸闷叹息。苔薄白，脉弦。治以疏肝解郁，消块散结为法，方用逍遥散加减，药用柴胡9g，当归12g，赤芍12g，全瓜蒌15g，半夏15g，郁金12g，香附9g，石见穿30g，贝母15g，昆布30g。

血瘀痰凝型：一般肿块较大，坚实木硬，重坠不适。胸胁牵痛，烦闷急躁，或有月经不调，痛经等症。舌暗红，苔薄腻，脉弦细。治以疏肝活血，化痰散结为法，方用逍遥散合桃红四物汤加减，药用桃仁9g，红花9g，当归12g，赤芍12g，莪术30g，穿山甲12g，昆布30g，生龙牡各30g，石见穿30g，八月札30g，柴胡6g，茯苓12g。

在服用汤药期间，应注意饮食宜忌，不要食生冷、油腻、腥发及刺激性食物；注意经期停服；发生感冒等感染性疾患时停服。如果服用一段时间中药后，腺瘤不仅没有缩小，而且继续增大，且增长比较迅速，则宜停止中药治疗，而及时予以手术。

除了辨证论治之外，还有一些常用的中成药，如小金丹、小金片等，以及各医院根据单方验方自制的院内制剂，均可在医生的指导下服用，并定期复查。此外，外治疗法对于乳腺纤维腺瘤亦可起到一定的作用，如阳和解凝膏掺黑退消外贴患处，或用一些活血化瘀、化痰散结的中药，蛋清或酒调后外敷患处，均可有一定的临床疗效。但需说明的是，中药外治法一定要在医生指导下使用，千万不要听说某一种外用药有效，便自行试用，特别是有些药物可能具有一定的腐蚀性和毒性，自行外用后不仅不能治病，反而会添新病，引起局部皮肤溃烂，所以，一定不可擅用。

什么是乳腺巨纤维腺瘤？

乳腺巨纤维腺瘤是指直径超过7cm的纤维腺瘤，是乳腺纤维腺瘤的特殊类型。巨纤维腺瘤仍被视为良性病变，其临床过程、组织学特征及预后均与一般纤维腺瘤相似，只是体积大。乳腺巨纤维腺瘤的治疗方法是手术切除。当巨纤维腺瘤肿块仍较局限时，可将肿瘤连同周围一部分正常腺体切除即可；但当巨纤维腺瘤巨大而累及整个乳房时，则需行全乳切除术。由于乳腺巨纤维腺瘤在组织结构上与乳腺分叶状囊肉瘤有相似之处，故有人认为，乳腺巨纤维腺瘤可恶变为乳腺分叶状囊肉瘤。乳腺巨纤维腺瘤在临床上并不少见，故对于乳腺纤维腺瘤生长较快的青年女性，主张积极手术治疗。

乳腺巨纤维腺瘤与乳腺分叶状囊肉瘤关系如何？

分叶状囊肉瘤系由结缔组织和上皮成分混合组成的一类肿瘤，因其大体标本切面呈囊性分叶状外观，临床上生长迅速，肿瘤巨大呈肉瘤样，故得此名。一般认为，分叶状囊肉瘤来自乳腺纤维腺瘤或巨纤维腺瘤；但也有学者认为分叶状囊肉瘤并非自纤维腺瘤转化而来，而是从一开始即为分叶状囊肉瘤。乳腺巨纤维腺瘤与一般纤维腺瘤的临床过程很相似，而分叶状囊肉瘤则有其特殊的临床表现。乳腺分叶状囊肉瘤的患者发病年龄较大，多为40~49岁，病史较长，但常有肿瘤短期内迅速增长病史。肿块体积一般较大，常大于5cm，可累及全乳。肿块呈圆形或不规则形，多呈分叶状，质地韧实而有弹性，有时可有囊性感。肿块边界清楚，与乳房皮肤及周围组织多无粘连，可活动。局部皮肤温度正常或稍高，无橘皮征及乳头凹陷。肿块巨大时，局部皮肤菲薄，皮下可见扩张的浅静脉，并可发生溃破而流出脓性分泌物。部分患者可见腋窝淋巴结肿大。乳腺分叶状囊肉瘤得到彻底切除后，一般预后良好，即使术后局部复发，只要再行扩大切除亦不影响预后；而一旦发生血行转移，则会影响预后。

乳腺巨纤维腺瘤与分叶状囊肉瘤的组织学结构十分相似，因此，以往的文献中常有将两者混淆的情况，称乳腺巨纤维腺瘤为"良性分叶状囊肉瘤"，而将分叶状囊肉瘤称为"恶性分叶状囊肉瘤"。上海医科大学（今复旦大学上海医学院）附属肿瘤医院肿瘤科通过临床及组织学研究，将此类肿瘤中有良性形态学表现者称为巨纤维腺瘤，而分叶状囊肉瘤应是那些间质细胞有恶性表现的肿瘤。由于组织学结构的相似性，两者在组织学表现上，其上皮成分均为良性，而纤维间质部分有增生。巨纤维腺瘤具有良性细胞学特征，核小而规则，异型性不明显；而分叶状囊肉瘤的间质成分则有不同程度的异型性及核分裂象。肿瘤周边可有浸润现象，常需多处取材，多切片，仔细观察才易区别。

什么是乳腺导管内乳头状瘤？

乳腺导管内乳头状瘤是指发生于乳腺导管上皮的良性乳头状瘤。根据其病灶的多少及发生的部位，可将其分为单发性——大导管内乳头状瘤，以及多发性——中、小导管内乳头状瘤两种。前者源于输乳管的壶腹部内，多为单发，位于乳晕下区，恶变者较少见；后者源于乳腺的末梢导管，常为多发，位于乳腺的周边区，此类较易发生恶变。乳腺导管内乳头状瘤可发生于青春期后的任何年龄的女性，但以经产妇较为多见，尤以40~50岁者多发。该瘤的发病率低于乳腺纤维腺瘤。一般认为，本病的发生与雌激素的过度刺激有关。其临床特征主要为间歇性、自主性的乳头血性、浆液血性或浆液性溢液，或可及乳晕部肿块。本病中医称之为"乳衄"，认为多由肝郁火旺或脾虚血亏所致。本病的治疗方法有手术疗法及药物疗法。由于本病有一定的恶变率，特别是其中的多发性乳头状瘤，恶变率可达5%~10%，被称之为"癌前病变"，故临床应予足够的重视。对于年龄在50岁以上的多发性导管内乳头状瘤患者，或经病理检查导管上皮增生活跃甚至已有上皮不典型增生改变者，则宜行乳房单纯切除。

乳腺导管内乳头状瘤的临床表现是怎样的？

乳腺导管内乳头状瘤最主要的临床表现是乳头溢液，绝大多数患者是以乳头溢液为主诉前来就诊的，而其中仅有20%左右的病例可触及乳晕部肿块。

本病的乳头溢液可在挤压乳腺时流出，但更多者为自发性的。溢液可呈持续性，亦可呈间歇性，有些仅在内衣上留下棕黄色的污迹。多数病例不伴有疼痛，少数情况下，当肿瘤较大而阻塞输乳管时，可产生疼痛和肿块，而随着积血积液的排出，肿块会变小，疼痛也会得到不同程度的缓解。

由于导管内乳头状瘤的瘤体很小，所以多数情况下不能扪及，仅有少数患者可在乳头乳晕处发现肿块。肿块呈结节状或条索状，质地较软，轻轻按压时即可有血性或咖啡样液体自乳头溢出。多发性乳头状瘤的肿块则位于乳腺的边缘区域，边界不清，质地不均。

　　一般来讲，单发的大导管内乳头状瘤较易发生溢液；而多发的中小导管内乳头状瘤则溢液机会相对少一些。

乳腺导管内乳头状瘤的诊断标准是什么？

　　乳腺导管内乳头状是指发生于乳腺导管上皮的良性乳头状瘤，可发生于青春期后任何年龄的女性，经产妇多见，尤多发于40~50岁妇女，本病恶变率达5%~10%，被称之为癌前病变，临床上应予足够重视，必要时要对肿块行针吸细胞学检查或活体组织病理检查。一般认为本病与雌激素的过度刺激有关。乳头溢液：间歇性、自主性乳头溢出血性、浆液血性液体，20%的病例可触及乳晕结节或条索状肿块，体积一般较小，多在0.5~1cm之间，偶可在2cm以上，多数病例不伴有疼痛，少数病例体积较大堵塞导管时可有疼痛，溢液后有所减轻。一般来讲单发的大导管内乳头状瘤较易发生溢液，而多发的中小导管内乳头状溢液的机会相对较少。

乳腺导管内乳头状瘤需与什么病进行鉴别诊断？

　　乳腺导管内乳头状瘤需与乳腺导管内乳头状癌及乳腺导管扩张综合征相鉴别。

　　（1）乳腺导管内乳头状瘤与乳腺导管内乳头状癌：两者均可见到自发的、无痛性乳头血性溢液；均可扪及乳晕部肿块，且按压该肿块时可自乳管开口处溢出血性液体。由于两者的临床表现及形态学特征都非常相似，故两者的鉴别诊断十分困难。一般认为，乳腺导管内乳头状瘤的溢液可为血性，亦可为浆液血性或浆液性；而乳头状癌的溢液则以血性者为多见，且多为单侧单孔。乳头状瘤的肿块多位于乳晕区，质地较软，肿块一般不大于1cm，同侧腋窝淋巴结无肿大；而乳头状癌的肿块多位于乳晕区以外，质地硬，表面不光滑，活动度差，易与皮肤粘连，肿块一般大于1cm，同侧腋窝可见肿大的淋巴结。乳腺导管造影显示导管突然中断，断端呈光滑杯口状，近侧导管显示明显扩张，有时为圆形或卵圆形充盈缺损，导管柔软、光整者，多为导管内乳头状瘤；若断端不整齐，近侧导管轻度扩张，扭曲，排列紊乱，充盈缺损或完全性阻塞，导管失去自然柔软度而变得僵硬等，则多为导管内癌。溢液涂片细胞学检查乳头状癌可找到癌细胞。最终确立诊断则以病理诊断为准，而且应做石蜡切片，避免因冰冻切片的局限性造成假阴性或假阳性结果。

（2）乳腺导管内乳头状瘤与乳腺导管扩张综合征：导管内乳头状瘤与导管扩张综合征的溢液期均可以乳头溢液为主要症状，但导管扩张综合征常伴有先天性乳头凹陷，溢液多为双侧多孔，性状可呈水样、乳汁样、浆液样、脓血性或血性；乳头状瘤与导管扩张综合征的肿块期均可见到乳晕下肿块，但后者的肿块常较前者为大，且肿块形状不规则，质地硬韧，可与皮肤粘连，常发生红肿疼痛，后期可发生溃破而流脓。导管扩张综合征还可见患侧腋窝淋巴结肿大、压痛。乳腺导管造影显示导管突然中断，有规则的充盈缺损者，多为乳头状瘤；若较大导管呈明显扩张，导管粗细不均匀，失去正常规则的树枝状外形者，则多为导管扩张综合征。必要时可行肿块针吸细胞学检查或活组织病理检查。

什么是乳腺导管扩张综合征？

乳腺导管扩张综合征是指各种原因引起乳腺导管扩张，管腔内分泌物淤滞，导致炎症性改变，最终形成浆细胞性乳腺炎，在这样的病变过程中各阶段的症候群。因为本病是以导管扩张为基础，而在不同阶段的临床表现及病理特征各不相同，所以称之为乳腺导管扩张综合征。

乳腺导管扩张综合征的命名也很混乱，文献中有过许多不同的称呼，如"阻塞性乳腺炎""化学性乳腺炎""粉刺性乳腺炎""浆细胞性乳腺炎"及"乳腺导管扩张综合征"等。近年来，根据本病的临床特征及病变过程，称其为乳腺导管扩张综合征或浆细胞性乳腺炎者较为多见。

乳腺导管扩张综合征的临床特征为：乳头溢液、乳头凹陷、乳晕下肿块和乳晕旁脓肿、乳房瘘管以及非周期性乳痛。根据其不同阶段病变的特点，将其分为3期：溢液期、肿块期及瘘管期。

一般认为，本病的发病原因有两方面，其一为内分泌激素紊乱，其二为导管排泄不畅，而后者是从溢液期发展到肿块期的主要因素。因此，在治疗上应标本同治，既考虑到局部的处理，又要注意调整机体内分泌状况。

乳腺导管扩张综合征中医称之为粉刺性乳痈，认为多由肝气郁结、气滞血凝所致。

由于本病的肿块常具有类似乳腺癌的临床特征，所以临床应注意鉴别诊断。但本病发生恶变者较为少见，故一般不认为其为癌前病变。

乳腺导管扩张综合征的诊断要点是什么？

（1）本病多发于非哺乳期20~40岁的女子。发病以一侧乳晕部较为多见，亦有双侧同时发病者。常伴有乳头凹陷史，在凹陷的乳头内可有带臭味的豆腐渣样物质分泌。有些患者伴有乳头浆液性或血性溢液。

（2）乳晕旁肿块，常可突然出现，肿块形态不规则，质地硬韧，边界欠清，可与皮肤发生粘连。肿块局部可出现疼痛，皮色微红，约7~10天成脓，溃后脓液带有臭味，久不收口，或愈合后又复发，化脓时有发热头痛等全身症状。同侧腋窝可伴有肿大的淋巴结，有触痛。

（3）病情反复发作，至后期肿块破溃后久不收口，形成乳漏，其特征是用球头银丝从创口中探入，可从乳头中穿出。

（4）钼靶X线摄片，乳导管造影，或做乳头溢液涂片检查，有助于诊断。

乳腺导管扩张综合征应与什么病进行鉴别诊断？

乳腺导管扩张综合征主要与乳腺癌相鉴别。由于两者在肿块期都可有乳房肿块，逐渐增大，与皮肤粘连，出现橘皮征，伴同侧腋窝淋巴结肿大等特征，故临床常常难以鉴别。其鉴别要点为：

（1）病史：乳腺导管扩张综合征好发于20~40岁的非哺乳期女性，常伴有先天性乳头凹陷；肿块常突然出现，偶有痛感，经抗感染治疗后肿块常可略有缩小；可反复发作，病程可长达数月或数年，预后好。而乳腺癌则好发于中老年女性，无明显的先天性乳头凹陷史；肿块出现及增长不及前者那样快，无痛感，抗炎治疗无效；一出现便呈进行性发展，如不经治疗，不会自行缓解，且很快可发生远处转移而预后不良。

（2）肿块性状：前者的肿块虽可与皮肤发生粘连，但一般不与胸壁粘连，腋下虽可有肿大的淋巴结，但质地较软且可活动。而后者的肿块则可与胸壁发生粘连而完全固定，腋下肿大的淋巴结质地硬而固定。

（3）辅助检查：钼靶X线摄片前者的肿块影密度与周围乳腺组织相似，范围与触诊相似。而后者的肿块影密度比周围乳腺组织高，范围比触诊小，且肿块周边可有毛刺，或可见细小钙化点。此外，针吸细胞学检查及活组织病理检查可有助于明确诊断。

什么是泌乳-闭经综合征？

停止哺乳后半年，仍长期持续溢乳，并伴有闭经；或非妊娠却见到乳房分泌乳汁样液体，并有闭经。这种症候群叫泌乳-闭经综合征。

泌乳-闭经综合征的诊断要点是什么？

泌乳-闭经综合征一般分为3种类型，其诊断要点分别如下：

（1）Chiari-Frommel综合征：发生于产后，多由不合理哺乳或长期吸吮刺激乳头，使下丘脑-垂体-卵巢系统功能不全所致。无垂体肿瘤。血中催乳素水平升高，而卵泡刺激素（FSH）、黄体生成素（LH）降低。多为一过性，亦可持续数年，治愈后常可于下次妊娠时再发。

（2）Argonz-del Castillo综合征（特发性溢乳综合征）：发生于非妊娠哺乳期，多由于下丘脑-垂体功能障碍所致，手术、创伤、麻醉、精神刺激等因素均可引起。无垂体肿瘤。下丘脑-垂体功能的兴奋或抑制试验呈阳性。致病因素解除后有些可自行恢复；但也有较多患者可持续相当长的时间，不经药物治疗无法痊愈。

（3）Forbes-Albright综合征：发生于非妊娠哺乳期，多由于垂体肿瘤引起。由于肿瘤压迫可以出现眼底改变或视野狭窄。垂体蝶鞍部检查可发现肿瘤。垂体肿瘤切除以前，症状不会得到缓解。

什么是乳腺囊性增生症？

乳腺囊性增生是乳腺常见的良性病变，在女性中的发病率很高。其组织学特征是乳腺小叶、小管及末梢导管高度扩张而形成囊肿，同时伴有上皮增生和结构改变，其病变的导管及囊肿可发展成异型增生及癌变。其临床表现为乳房胀痛，特别是来月经前的半个月比较明显。

据国内外资料统计，囊性增生的发病率明显高于其他各种乳腺病。而有相当一部分人因肿块小，自觉无任何不适，故未被人们重视。

乳房肿块是本病的主要诊断依据，肿块有以下几种表现：呈单一片块状、条索状；肿块分布范围广泛呈弥漫型；肿块呈混合型即片状、结节、条索、颗粒都有；尚有一种是肿块的大小和胀痛与精神情绪有关，多数人在月经前、愁闷、忧伤、劳累、天气不好时也会加重。

乳房外伤性脂肪坏死与乳腺癌的鉴别要点是什么？

乳房外伤性脂肪坏死是由于外伤引起的乳房部脂肪组织的坏死，好发于中老年妇女，尤其是乳房肥大者。

乳房外伤性脂肪坏死与乳腺癌均可见到无痛性乳房肿块，而且两者的肿块均可表现为质地坚硬而固定，并可与皮肤发生粘连，特别是在脂肪坏死的肿块出现之初，亦可一度表现为肿块逐渐增大，因此，临床常易将乳房的外伤性脂肪坏死误诊为乳腺癌。

临床鉴别要点为：①追问有无乳房外伤史。②观察乳房局部皮肤有否瘀斑，或追问是否曾有局部瘀斑。③外伤史不明确者，可随访观察。在随访观察的过程中，如果发现肿块在一度增大后又有缩小，有些甚至逐渐吸收而肿块消失，则为乳房外伤后脂肪坏死；如果发现肿块呈进行性增大，则考虑为乳腺癌。④对于外伤史不明确的中老年女性，特别是具有一个或几个乳腺癌高危因素，而症状体征酷似乳腺癌者，宁愿比较早地行切除活检，以免发生误诊而延误治疗时机。

什么是乳腺癌？

乳腺癌是乳腺导管上皮发生的恶性肿瘤，是女性的常见恶性肿瘤。全世界每年约有120万女性发生乳腺癌，有50万女性死于乳腺癌。在许多西方国家中，乳腺癌的发病率占女性癌肿的首位。以乳腺癌高发的美国为例，发病率以年均3%的速度上升。在我国，乳腺癌发病率位居女性恶性肿瘤的前两位。据有关资料显示，在上海、北京等地区，发病率接近40/10万。在男性则仅为0.49/10万。男子乳腺癌大约占整个乳腺癌的1%左右。乳腺癌大多发生在40~60岁，或绝经期前后的妇女，尤其以45~49岁间发病率最高。尽管近年来世界大多数地区的乳腺癌发病率逐年提高，但是近30年来乳腺癌的死亡率并未相应显著提高。这说明在普及乳腺癌防治教育、宣传，乳腺癌早期普查以及乳腺癌综合治疗的基础上，可以逐步减轻乳腺癌对女性健康的威胁。

乳腺癌有哪些临床表现？

乳腺癌最早的表现是患乳出现单发的、无痛性并呈进行性生长的小肿块。因多无自觉症状，肿块常是患者在无意中（如洗澡、更衣）发现的。

少数患者可有不同程度的触痛或刺激和乳头溢液。肿块的生长速度较快，侵及周围组织可引起乳房外形的改变，出现一系列体征。如：肿瘤表面皮肤凹陷；邻近乳头的癌肿可将乳头牵向癌肿方向；乳头内陷等。癌肿较大者，可使整个乳房组织收缩，肿块明显凸出。癌肿继续增长，如皮下淋巴管被癌细胞堵塞，可引起淋巴回流障碍，形成"橘皮样"改变。

乳癌发展至晚期，表面皮肤受侵犯，可出现皮肤硬结，甚者皮肤破溃形成溃疡。癌肿向深层侵犯，可侵入胸筋膜、胸肌，致使肿块固定于胸壁而不易推动。

乳癌的淋巴转移多表现为同侧腋窝淋巴结肿大，初为散在、无痛、质硬，数目较少，可被推动；以后肿大的淋巴结数目增多，互相粘连成团，与皮肤或腋窝深部组织粘连而固定。

乳癌的远处转移，至肺时，可出现胸痛、气促、胸水等；椎骨转移时，出现患处剧痛甚至截瘫；肝转移时，可出现黄疸、肝肿大等。

总之，一旦发现有乳房的异常表现，应当主动到医院请医生进行专业检查。在确诊为乳腺癌，接受其他抗癌治疗时，应当注意转移征象的早期发现。无论是早期还是晚期，及早发现病情的变化，对争取有效的治疗都是十分必要的前提。

乳腺癌的肿块一般常见于什么部位？

以乳头为中心，用横竖两条相互交叉的直线，可将乳房分为4个象限，即内上、内下、外上、外下象限。乳晕为单独的一个区。外上象限另有腋尾部，含有的乳腺组织最多，是乳腺癌最常发生的部位，50%的乳腺癌发生在此区。乳晕下区是乳腺导管汇聚部位，发生在这里的乳腺癌占总数的18%左右。发生在内上区的乳腺癌占15%，外下区和内下区的乳腺癌分别占1%和6%。从组织学上考虑，湿疹样癌好发于乳晕和乳头部位；导管内乳头状癌和腺癌，其肿块常在乳晕区；硬癌、单纯癌和髓样癌，则常在乳腺的边缘部位。

黄豆粒大的肿块也会是乳腺癌吗？

临床上往往有很多人因乳房发现肿块来医院就诊。但是肿块的大小与肿块的性质并没有直接的关联，要确定肿块到底是什么，需要做一些必要的辅助检查，如B超及乳腺钼靶，甚至组织活检。

乳腺癌是乳房腺上皮细胞在多种致癌因子作用下，发生了基因突变，致使细胞增生失控。由于癌细胞的生物行为发生了改变，呈现出无序、无限制的恶性增生，产生了人们可以触摸或者发现的癌肿块，甚至播散到全身。但是在正常情况下，有很多乳房良性疾病也可以产生肿块，如：乳腺增生症、乳腺纤维腺瘤等等。因此，单凭肿块的大小和形态并不能确诊乳腺癌或者其他乳腺良性疾病。但对乳腺发现的肿块应当给予必要的重视，及早就诊，及早治疗。

有人依照癌细胞的微小体积推算，$1cm^3$大小的癌块，大约是由10亿个癌细胞组成的。按照细胞动力学的癌细胞平均倍增时间198天推算，大约需要2~10年时间才能形成这么多数量癌细胞的积累。因此临床上一般对直径小于1cm及触摸不到的癌肿称为肿瘤的亚临床状态。这部分患者的肿瘤体积很小，癌细胞很少突破腺体基底膜形成局部浸润，癌细胞脱落侵入淋巴道或血管形成癌转移的可能性也较低，临床称之为"原位癌"阶段，是早期根治的良好时机。

因此重视对乳房小肿块的诊治，是乳腺癌早期发现、早期治疗，提高治愈率的重要环节。现代医学界主张对育龄妇女每年定期进行乳房体检，就是期望能够及早发现这类小癌肿灶，进而提高乳腺癌患者的治愈率。

乳腺癌的皮肤表现是怎样的？

乳腺癌表面的皮肤改变与肿瘤部位的深浅及侵犯程度有关。一般早期或位置较深的癌肿表面皮肤多无异常改变，而位置较浅表或较晚期的癌瘤，可引起各种相应的皮肤变化。

（1）皮肤粘连：当癌块侵入连接腺体与皮肤的乳房悬韧带（Cooper韧带），使之失去弹性、缩短，可导致癌块表面皮肤凹陷，如同酒窝，称之为"酒窝征"。另外，肿瘤直接与皮肤粘连也可能造成此种表现。有时肿瘤较小，但有轻微的皮肤粘连引起凹陷时，常为鉴别肿瘤良性、恶性的重要体征之一。

（2）皮肤浅表静脉曲张：生长较快、体积较大的肿瘤，血液供应丰富，表明皮肤由于膨胀性压迫，常变得较薄，使肿瘤表面皮肤下的浅表血管特别是静脉表现曲张。此种情况多见于直径10cm以上的巨大癌肿或肉瘤。在急性炎症期、妊娠期或哺乳期的肿瘤也能见到乳腺皮肤浅表静脉曲张现象。

（3）皮肤水肿：急、慢性乳腺炎或癌瘤伴发感染时，可有皮肤发红、肿胀、局部温度增高。而炎性乳腺癌也可出现皮肤红肿。由于炎性乳腺癌皮下淋巴管网内充满癌栓，导致癌性淋巴管炎，表现为乳房明显增大，皮肤充血、发红、发热，如急性炎症改变，临床上发现在乳房皮肤表面形成许多麻麻点点的小孔，像橘子皮一样。该体征提示癌瘤发展较为迅猛，但此时疼痛、发热等全身症状常不明显。炎性乳癌转移早，对侧乳房常被侵及，预后较差。

（4）皮肤溃疡：肿瘤发展到晚期，肿块增大，可使皮肤隆起，如血供不足，随着皮肤发红、变薄，可发生溃疡，并常伴有渗血不止甚至坏死感染。有的破溃后，皮肤外翻，肿瘤组织呈菜花状，溃疡变大时可呈"火山口"样。

（5）癌结节：又称为皮肤卫星结节，是癌细胞在皮肤形成的散在转移灶。临床可见沿主病灶周围形成散在分布的结节，结节与皮肤固定，发红，变硬，是乳腺癌的晚期表现。

（6）铠甲状癌：乳腺癌发展至晚期，可侵入胸筋膜、胸肌、肋间肌，以致癌块固定于胸壁而不易推动。如癌细胞浸润大片皮肤，则可在表皮出现多数坚硬的小结或小条索，甚至彼此融合，弥漫成片。如延伸至背部和对侧胸壁，可限制呼吸，称"铠甲状癌"。

一般而言，皮肤损伤是乳腺癌中、晚期的临床表现。因为这种皮肤表现往往是由于癌细胞增殖，形成局部扩散和转移的反应。酒窝样变，在乳腺癌的早期临床诊断中具有重要的意义。

乳腺癌乳头有哪些改变？

乳头的改变是乳腺癌临床诊断的重要依据之一。

（1）乳头和乳晕色泽改变：据观察，在部分早期乳腺癌中可发现乳头、乳晕颜色与对侧相比，变得灰暗，失去光泽，此种现象可早于乳头内陷及朝向的改变，其原因尚不十分清楚。

（2）乳头内陷及朝向改变：正常乳头双侧对称，指向前方并略向外下。邻近乳腺大导管的癌肿浸润可使大导管挛缩而将乳头牵向病灶侧，乳头深部癌肿也因侵及多个乳腺大导管而使乳头内陷。以上均系乳腺癌的重要体征。乳头内陷也可以是发育不良的表现，故只有近期内陷才有意义，而且乳腺癌所致的乳头内陷与先天性乳头内陷不同，后者经常可用手牵拉提出，而前者多不能被拉出，在凹陷的乳头下或周围还可扪及肿块。此外如浆细胞性乳腺炎等慢性炎症也可产生乳头内陷，应仔细鉴别。

（3）乳头湿疹样改变：乳头湿疹样改变多为乳腺湿疹样癌，或称乳腺Paget病的临床表现。最初为乳头刺痒、灼痛，接着出现乳头和乳晕的皮肤发红、糜烂、潮湿，有时覆着黄褐色的鳞屑样痂皮；揭开痂皮又出现糜烂面。病变皮肤发硬，边界较清。如病变继续发展，则乳头内陷、破损，有时可在乳晕深部扪到肿块。乳头湿疹样癌临床较少见，恶性程度低，发展慢，淋巴结转移也出现较晚。

（4）乳头溢液：非哺乳期的乳头溢液多为病理性表现。乳头溢液有血性、脓性、浆液性、水样或乳汁样，常显示乳房内有病变，一般多为良性病变。乳腺癌伴乳头溢液者不多，可因癌瘤坏死、出血、分泌增多等原因造成，但乳头溢液尤其是血性溢液可能是一些早期癌，特别是导管内癌的首发症状。50岁以上女性，有单侧乳房单导管溢液者，应警惕乳腺癌的可能性。

乳房湿疹与湿疹样乳癌的鉴别诊断要点是什么？

乳房湿疹是指发生于乳房部位的，多种因素引起的具有明显渗出倾向的皮肤过敏性炎症反应。中医称之为"乳头风"。

乳房湿疹一般多发于哺乳期，常对称发生，皮疹主要发生在乳头、乳晕及周围，急性期常可出现群集的小丘疹、疱疹或小水疱，基底潮红，水疱可破溃，有点状渗出，并可相互融合而成糜烂面，结痂后可出现脱屑等改变；至亚急性期和慢性期，皮肤表面可出现肥厚、粗糙及脱屑改变，乳头可有皲裂，且伴有色素沉着，自觉皮损部瘙痒剧烈，以夜间为重，伴有乳头皲裂者可有疼痛。湿疹样乳癌则常于非哺乳期发病，以单侧发病者为多，早期病变主要侵及乳头乳晕部皮肤，在起病之初，常表现为乳头奇痒或轻度灼痛，继之出现乳头乳晕皮肤发红，轻度糜烂，表面常有黄褐色或灰色的鳞屑状痂皮附着，病变区域皮肤粗糙，增厚而坚硬，与周围分界清楚，以后还可发生患侧乳头凹陷或糜烂腐蚀，或于乳房内可触及质硬之肿块。两者的鉴别要点是乳房湿疹双侧发生，病变区质软，与周围边界不清，乳头不发生变形，乳房内无肿块；而湿疹样乳癌则常单侧发生，病变区质硬，与周围边界清楚，后期乳头可发生凹陷甚至消失，乳房内可触及肿块。临床除体格检查外，还可通过乳房摄片、脱落细胞学检查及病理检查等辅助手段以明确诊断。治疗上，乳房湿疹常可通过内服抗组织胺药物及祛风除湿的中药、外用各种湿疹膏而奏效；湿疹样乳癌用上述治疗则无效，一经确诊则需行手术治疗，在早期尚无乳房肿块时，可行患侧乳房单纯切除术，如已有乳房肿块则需行乳癌根治术。

乳腺癌常见的转移方式有哪些？

乳腺癌治疗失败的主要原因是肿瘤的扩散和向重要脏器的转移。因此，研究其可能发生的扩散方式和途径，阻断转移的通道及延迟扩散的时间，是提高乳腺癌患者的生存率、降低死亡率的关键所在。癌肿的转移有4种方式：局部浸润、淋巴转移、血行转移和种植转移。由于乳房是体表器官，含丰富的淋巴管和血管，因此乳腺癌的转移方式主要有局部浸润、淋巴转移、血行转移，而种植转移很少见。

（1）局部浸润：局部浸润又称直接蔓延，是指恶性肿瘤自原发部位，沿组织间隙、淋巴管、血管、神经束蔓延并破坏邻近组织或器官。癌肿侵犯韧带，可使乳房悬韧带缩短而出现"酒窝样"皮肤凹陷；癌细胞侵入淋巴管并形成癌栓，可阻塞淋巴回流引起皮肤水肿，出现典型的"橘皮样"皮肤改变；淋巴管内癌细胞继续发展，可成为皮肤"卫星结节"；癌细胞侵犯深部小血管，使局部血流受阻，可形成"炎性癌""毛细血管扩张样癌""丹毒样癌"。癌肿块增大后局部供血不足，肿瘤中心处发生坏死，可形成癌性溃疡。若肿瘤向深部发展可侵及胸肌筋膜或胸肌甚至胸壁，此时肿块与胸壁粘连固定，不易推移。

（2）淋巴转移：这是乳腺癌最常见的转移方式，癌细胞浸润并透过淋巴管壁后脱落在淋巴管内，又随淋巴液到达汇流区淋巴结，并在其中繁殖出相同组织类型的新病灶。最多见的淋巴转移部位是同侧腋淋巴结，其次是同侧内乳区淋巴结，晚期可累及同侧锁骨上淋巴结，甚至对侧锁骨上淋巴结。癌淋巴转移的主要表现为在转移途中所经过的淋巴结肿大变硬，甚至融合成团、固定。晚期可出现肿大淋巴结压迫血管和神经的表现。由于淋巴道最终都将经过胸导管注入腔静脉，因此淋巴道转移还可与血行转移一并构成乳腺癌的远处脏器（肺、肝、脑等）转移。

（3）血行转移：已脱落的乳腺恶性肿瘤细胞由血液带到了患者的全身其他部位，生长出相同结构的恶性肿瘤。血行转移主要引起远处组织和器官的转移癌，可出现相应脏器病变的症状和体征。如肺转移可出现X线胸部平片的多发性结节阴影；骨转移可在骨放射线核素扫描中发现有多发的放射性聚积影；脑转移可出现精神和体征等方面的病变。

（4）种植转移：癌细胞从原发部位脱落于创面或体腔后，生长繁殖形成转移灶称为种植转移。由于穿刺、手术等原因形成创面及切口下种植。

由于乳腺癌有早期转移的特点，因此在诊断和治疗过程中，缩短中间等待时间，对患者的预后有重要的意义。

怎样知道乳腺癌发生了淋巴转移？

乳腺癌生长过程中，随着癌肿向乳腺周围组织浸润，不久就可能发生区域淋巴结转移。乳腺癌淋巴转移最常见的表现是局部淋巴结肿大、变硬、融合成团和固定。人体的乳房具有丰富的淋巴管网，在淋巴管网的汇集途径中，有重要的过滤结构——淋巴结，其担负着吞噬杀伤细菌和清除人体蜕化、衰变和破碎细胞的防卫清洁功能。人体一旦发生了细胞癌变，癌细胞脱落后非常容易进入淋巴回流中，而被淋巴结拦截，癌细胞停留在淋巴结，由于免疫方面的种种原因，癌细胞不能够被淋巴细胞杀伤，反而存活生长形成淋巴转移。

腋淋巴结为乳腺癌的主要转移途径，部分乳腺癌可向内乳淋巴结转移，癌细胞可通过以上两站转移到锁骨上淋巴结，继而可经胸导管（左）或右淋巴导管侵入静脉血流而向远处转移。肿大的腋淋巴结，先为散在、数目少、质硬、无痛、可被推动；之后数目逐渐增多，并粘连成团，甚至与皮肤或深部组织粘连。如果腋窝主要淋巴管被大量癌细胞所堵塞，可引起上肢淋巴水肿。胸骨旁淋巴结因位置深，通常需通过B超、核素检查和手术进行探查时，才能确定有无肿大。通常随着病变的继续发展，锁骨下和锁骨上淋巴结也可能先后有转移，这些淋巴结最初转移时，不易被触知，晚期表现为淋巴结增大、变硬或局部的"饱满感"。少数患者对侧腋窝可能有淋巴结转移。

在临床上，确诊淋巴结转移的重要方法是进行活组织病理检查。经过多年的探索，针吸活检被认为是最简便有效的方法之一，其次是完整的淋巴结摘除活检。而淋巴结部分切取活检则由于可能促进癌细胞转移和刺激局部浸润扩展，应当予以避免。

总之，无论是在同侧或对侧乳房发现有肿块，一旦在腋窝和锁骨上窝发现有肿大坚硬的淋巴结，都应当及时接受专科医生的检查和诊断，必要时应当进行组织活检。

什么是乳腺癌前哨淋巴结活检术？

乳腺癌腋窝淋巴结清扫后，可以准确评估腋窝淋巴结的转移状况，是判断乳腺癌预后的重要指标，但亦是造成上肢水肿、疼痛、感觉及功能障碍等并发症的主要原因。随着乳腺癌早期患者的检出率提高，越来越多的乳腺癌患者并不需要进行腋窝淋巴结清扫。前哨淋巴结活检术（Sentinel Lymph Node Biopsy SLNB）是20世纪90年代发现的一种能够高度准确检测腋窝淋巴结状态及分期的活检技术。通过在肿瘤表面皮内或者皮下、乳晕区皮内或皮下及肿瘤周围动乳腺实质内注射蓝染料或者核素示踪剂，来检出第一站淋巴结即前哨淋巴结。蓝染法要求术中检出所有蓝染淋巴管进入的第一个蓝染淋巴结，核素法通过术中 γ 探测仪找到阈值超过淋巴结最高计数10%以上的所有淋巴结。术中通过快速冰冻病理学或印片细胞学来对SLN进行术中诊断。前哨淋巴结阴性患者，则避免腋窝淋巴结清扫，显著降低手术并发症，改善其生活质量。前哨淋巴结阳性患者，进一步行腋窝淋巴结清扫，避免二次手术的费用和手术风险。随着乳腺癌SLNB研究的深入，除炎性乳腺癌及腋窝淋巴结穿刺证实癌转移的患者不适用前哨淋巴活检术外，越来越多的乳腺癌患者均适合行前哨淋巴结活检术。

乳腺癌肺转移有何表现？

乳腺癌的肺转移多由于血液循环途径形成。癌细胞随乳房静脉进入静脉血流，流经肺脏，在肺毛细血管中停留并生长，进而穿透血管壁，进入肺组织形成癌的肺转移灶。由于转移癌不直接侵犯肺的气道黏膜上皮，因此临床表现往往不同于原发性肺癌，在转移的早期多无临床症状和体征。

多数患者只是在进行常规X线胸部摄片检查时，才发现在肺内有多发大小不等的结节样阴影，病变以双肺同时并发多见。临床上在排除其他感染疾患的情况下，结合乳腺癌原发灶表现即可确诊。

乳腺癌肺转移的晚期常侵犯胸膜，可产生胸痛和胸腔积液；侵犯肺大支气管时，可产生干咳或痰中带血等症状；侵犯肺门或纵隔淋巴结时，可产生呼吸困难、进食有阻挡感等压迫症状；少数患者癌肿可压迫喉返神经，出现声音嘶哑。少数病例也可出现癌性淋巴管炎，在临床上表现为明显的咳嗽、气急、紫绀，早期X线无异常或仅有肺纹理增多，应注意与间质性肺炎相鉴别，以免误诊。

乳腺癌骨转移有何表现？

乳腺癌骨转移都是由血行转移的。除了经由肺转移进入体循环发生的血行转移外，还可以通过肋间静脉进入椎静脉系统发生转移，直接向颅骨、脊椎及骨盆等处进犯，所以由椎静脉血行转移是骨转移的一条重要途径。

骨转移也是乳癌较常见的一种，但因骨转移早期骨质破坏很不明显，所以无论X线摄影或是CT骨扫描，都不容易及时发现，而尸检所发现的骨转移率要比临床诊断者高出2倍。

骨盆、脊椎骨（腰椎最多、胸椎其次）和股骨是乳癌最常见的骨转移部位；肋骨、颅骨、肩胛骨、肋骨等发生骨转移的也不少见；而四肢远端的手、足掌骨及指趾骨，肘部和膝部骨转移就甚为少见。

乳腺癌骨转移一般为多发，在X线片上以溶骨型破坏为主，少数可以是成骨型，转移灶可见骨密度增高，以颅骨和肋骨为多见。乳癌骨转移临床上主要表现为病变区出现疼痛，疼痛程度不一，轻者钝痛，重者剧痛。初起在卧床休息后可得到缓解，以后随着转移灶的增大，疼痛可表现为持续性。一般乳癌在出现病变区疼痛几个月以后才开始出现骨质破坏，因此乳癌患者术后出现躯体疼痛时，即使X线摄片阴性，也不可轻易否定骨转移的存在。有10%左右骨转移后还可并发病理性骨折。乳癌出现骨转移在实验室检查时，可见血清碱性磷酸酶升高和血钙升高。

乳腺癌骨转移早期往往没有任何症状或体征，有时表现为轻微的疼痛。当肿瘤细胞广泛转移破坏骨组织、侵犯骨膜或形成病理性骨折时可产生剧烈疼痛。长骨转移可形成病理性骨折；脊椎转移时肿瘤可突入髓腔或形成病理性压缩性骨折，最终压迫脊髓造成截瘫。

乳腺癌的诊断依据有哪些？

（1）大多发生于45~60岁的女性，尤以未婚或婚后未曾生育者多见。

（2）乳腺内无痛性肿块，增大较快，局部皮肤可凹陷或呈"橘皮样"改变，可有乳头抬高或内陷，晚期肿块破溃有恶臭味，患侧上肢出现肿胀。肿块质地硬、不光滑，可与皮肤或胸大肌粘连固定。

（3）乳头可出现血性或水样溢液。

（4）发生淋巴转移时患侧腋下、锁骨上等处触及肿大的淋巴结，淋巴结质硬、固定，有融合趋势；转移至内脏可出现该内脏转移癌的表现；发生骨转移常可出现身体固定部位的疼痛或病理性骨折。并可出现发热、乏力、消瘦等全身症状。

（5）乳腺钼靶X线摄片、B超等影像学检查及针吸细胞学检查，可有助于诊断。最终确立诊断需行活组织病理检查。

乳腺癌需与哪些病进行鉴别诊断？

乳腺癌大多数是以乳房肿块、乳头溢液、乳房皮肤改变、腋窝淋巴结肿大等为主诉而首次就诊的。如何判断自己乳房上所长的肿块是不是癌？如何区别乳头溢液是良性疾病还是恶性疾病呢？需要请有经验的专科大夫进行详细的鉴别诊断，分别与乳腺癌表现相类似的各种良性疾病进行鉴别，避免误诊误治。

需要与乳腺癌鉴别诊断的疾病主要有以下几种。

（1）乳腺纤维腺瘤：好发于内分泌旺盛而调节紊乱的年轻女性，大多在20~30岁。肿块明显，肿块多位于乳腺外上象限，圆形或扁圆形，一般在3cm以内。单发或多发，质坚韧，表面光滑或结节状，分界清楚，无粘连，触之有滑动感。肿块无痛，生长缓慢，但在妊娠时增大较快，而且很少有疼痛，但有恶变发生的可能性。

（2）乳腺增生症：是由于内分泌的功能性紊乱引起，其本质既非炎症，又非肿瘤，而是正常结构的错乱。一般有典型体征和症状，容易区别。而硬化性腺病常在乳腺内有界限不清的硬结，体积较小，临床上常难以与乳腺癌相区别，应通过多种物理检查来鉴别。

（3）腺结核：比较少见，多为胸壁结核蔓延而来，可溃破，并流出干酪样脓液。注意检查时常发现有其他部位的结核病灶同时存在。临床表现为炎症性病变，可形成肿块，有时大时小的变化，患者不一定有肺结核，也常伴有腋下淋巴结肿大，临床有1/3的患者难以与癌相区别。

（4）乳房囊肿：可分为积乳和积血。积乳多见于哺乳期或妊娠期妇女，根据病史和体征不难诊断。积血多见于外伤，因积血堵塞乳管，未被吸收而形成炎性肿块。

（5）导管内乳头状瘤：可单发，也可多发。单发者多为老年妇女，50%有血性溢液。多发者呈弥漫性结节，无明显肿块。此瘤可恶变。

（6）浆细胞性乳腺炎：也称非哺乳期乳腺炎。极少见，多有急性发作史，可有疼痛、发烧等，但经消炎治疗后很快消退。当病变局限急性炎症消退时，乳内有肿块，且可与皮粘连，也易误诊为乳腺癌。常由于各种原因引起乳腺导管阻塞，导致乳管内脂性物质溢出，进入管周组织而造成无菌性炎症。急性期突然乳痛、红肿、乳头内陷、腋淋巴结可肿大，易被误诊为炎症乳腺癌。

（7）脂肪坏死：好发于肥胖妇女的乳房外侧部分，大多数有外伤史，需要进行细胞活性检测来鉴别。

（8）叶状囊肉瘤：多见于35~40岁者，发展较慢，肿瘤呈分叶状，部分坚硬如石，部分区域呈囊性感。瘤体常巨大，有时溃破，很少与胸膛固定。常误认为晚期乳腺癌，但根治术后疗效很好。转移不多见，一般以血行为主，偶有淋巴道转移。

（9）乳腺恶性淋巴瘤：较罕见，约占乳腺恶性肿瘤的0.04%~0.52%。好发年龄为50~60岁，女性多见，常为单发。临床表现常为迅速增大的肿块，有时可占据整个乳房，肿块呈巨块或结节状、分叶状，边界清楚，质坚，有弹性，与皮肤及乳房等无粘连。肿块巨大时表面皮肤菲薄，血管扩张，并引起破溃。腋淋巴结亦可同时受累。临床诊断常较困难。X线片常与其他恶性肿瘤不易区分，需经病理切片才能明确。

鉴别诊断除了详细了解患者的病史、仔细检查临床体征及进行X线和超声波检查之外，组织病理学检查是必要的。在确定是否患有癌症上，病理诊断具有最直观的证据，因此也最具有权威性。一旦乳房出现肿块、乳头溢液或乳头糜烂治疗不愈，应当主动配合医生，积极接受必要的病理组织活检，否则会贻误病情。

什么是乳腺癌的国际TNM分期法？

目前常用的临床分期是按1959年国际抗癌联盟建议，并于1978年经修改的TNM国际分期法。

乳腺癌的临床分期是对乳腺癌患者已发展到何种程度做出的判定，对指导治疗及判断预后具有重大意义。

它取决于以下3个方面的表现：

（1）癌肿本身的生长情况，包括肿瘤的大小和它的浸润范围，以"T"（Tumor）表示；

（2）区域淋巴结的转移程度，以"N"（Node）表示；

（3）远位脏器有无血行转移，以"M"（Metastasis）表示。

如果在T、N、M三个字母旁再附加0、1、2、3等数字以表示其变化的程度，就可以清楚地表示出某一具体乳腺癌目前的临床情况。这是国际抗癌协会所通过的临床分期法，简称为TNM分期法。肿瘤的组织学表现不影响临床分期的划分。

T代表原发肿瘤的情况。大多数癌肿的T可分为4级，即T1、T2、T3、T4。分级的标准一是肿块大小，二是局部浸润表现。某些癌肿还有另外两种分级，即T1S代表原位癌，T0表示未扪及原发癌灶。

N代表区域淋巴结的情况。临床上亦分为4类，即N0、N1、N2和N3。为了说明日后病理检查有无淋巴结转移，如证实有转移，则在N上加"+"，如无转移，则在N上加"-"。

M代表远处组织的血行转移。M0表示无远位组织血行转移，M1则表示已有远处组织的转移。

（1）原发肿瘤（T）分期：

Tx 原发肿瘤情况不详（已被切除）。

T0 原发肿瘤未扪及。

Tis 原位癌（包括小叶原位癌及导管内癌），Paget病局限于乳头，乳房内未扪及块物。

T1 肿瘤最大径小于2cm。

T1a 肿瘤最大径在0.5cm以下。

T1b 肿瘤最大径0.5~1cm。

T1c 肿瘤最大径1~2cm。

T2 肿瘤最大径2~5cm。

T3 肿瘤最大径超过5cm。

T4 不论肿瘤大小，直接侵犯胸壁和/或皮肤（溃疡或皮肤结节）。

（2）区域淋巴结（N）分期：

N0 区域淋巴结未扪及。

Nx 区域淋巴结情况不详（以往已切除）。

N1 同侧腋淋巴结有肿大，可以活动。

N2 同侧腋淋巴结肿大，互相融合，或与其他组织粘连。

N3 同侧锁骨下淋巴结转移；或同侧内乳淋巴结转移伴腋窝淋巴结转

移；或同侧锁骨上淋巴结转移。

（3）远处转移（M）分期：

Mx　有无远处转移不详。

M0　无远处转移。

M1　远处转移。

（4）临床分期：根据以上不同的TNM可以组成临床不同分期。

0期　TisN0M0

Ⅰ期　T1N0M0

Ⅱa期　T0N1M0；T1N1M0；T2N0M0

Ⅱb期　T2N1M0；T3N0M0

Ⅲa期　T0N2M0；T1N2M0；T2N2M0；T3N1，2M0

Ⅲb期　T4，任何N，M0；任何T，N3M0

Ⅳ期　任何T，任何N，M1

在此分期中，Tis在临床上只能有Paget病限于乳头者，其他原位癌均不能作临床诊断，而N3（内乳淋巴结的转移）在临床亦是不能触及的。

总的说来，癌肿不大（小于5cm），腋淋巴结亦不能触及者为Ⅰ期；癌肿虽不大，但腋淋巴结已肿大者为Ⅱ期；凡已有远处转移者，则不论癌肿的局部生长情况或区域淋巴结的转移情况，一律列为Ⅳ期。Ⅲ期最为复杂，T1N2与T4N3就代表两种极端情况。一般说，凡区域淋巴结转移情况属于N3范围或局部肿块生长情况属于T4范围者，预后都较差，可以考虑手术前应用放疗或化疗，以求延长生命。

以往认为一旦锁骨上淋巴结发生转移，则预示癌细胞已进入血循环转移全身，故在1987年AJCC（美国肿瘤联合会）/UICC（国际抗癌联盟）的TNM分期中，将锁骨上淋巴结转移定位M_1期（Ⅳ期）。但近年的研究发现，如经积极治疗，锁骨上淋巴结转移者的无复发生存率与总生存率与Ⅲb病例相似，明显优于Ⅳ期者。因而将锁骨上淋巴结转移者定为远处转移，会暗示患者已不可治愈，从而导致部分病例治疗不足，故在2002年的AJCC最新的TNM分期中将同侧锁骨上淋巴结转移列为N3，而不是M1。

怎样根据临床情况来判断乳腺癌的预后？

乳房不是人体生命活动的重要器官，因而无论乳房有无肿瘤都不会对人的生命造成直接威胁。乳房又是体表器官，在肿瘤治疗上可以运用外科手术的方法将肿块甚至全部乳房切除。乳腺癌之所以致命，最直接的威胁往往来自癌细胞扩散后在重要脏器形成的癌转移灶。因此判断乳腺癌的预后，主要还是看癌细胞的扩散程度，其次是局部肿瘤的大小。

如果癌细胞在局部的体积已经很大，手术不能够全部切除干净；如果已经有远处重要脏器转移，或为癌细胞的转移造成了有利条件，都会危及患者的生命。因此在国际上判断乳腺癌是否晚期的重要指标，就是有无远处转移。一旦发现有远处转移，无论是否在乳房发现有可以触及的肿块，都是癌症的晚期。

如何运用临床分期指导治疗，并判断预后呢？以国际TNM分期为例：

0期：癌细胞仅发生于乳腺上皮组织内，无浸润扩散，患者预后最好，绝大部分患者可以通过乳房单纯切除术一次性治愈。

Ⅰ期：癌细胞已经浸润到乳腺上皮的邻近组织内，但尚无淋巴转移和远处扩散，仍局限在乳房部位，患者预后较好，可以通过手术方法将癌细胞清除干净，大部分患者仍可以一次性治愈。

Ⅱ期：癌细胞浸润到乳腺上皮周围组织，并开始进入周围淋巴组织，患者预后不如Ⅰ期，但仍有少部分患者可望通过手术加放疗、化疗等方法的协同治疗，达到治愈目的。

Ⅲ期：癌细胞在乳房广泛浸润扩展，出现广泛的区域淋巴结转移，患者预后较差，因为已经有周围淋巴结转移，单纯手术治疗已经不能完全根治清除体内的癌细胞，需要多种方法的综合治疗。

Ⅳ期：是乳腺癌的晚期，已经有远处脏器转移，患者预后极差。临床上对此类患者往往采取姑息治疗的方法，期望能够达到减轻病痛、延长生命之目的。

什么是乳腺癌的病理分期?

临床检查与病理检查之间经常存在着一定程度的假阴性或假阳性率,由于病理分期是在对手术后病理标本做直观检查后做出的诊断,更加真实客观地反映了乳腺癌的严重程度和侵犯范围,因而病理分期比临床分期更为正确。TNM分期根据病理检查做分类,称为PTNM分期。具体如下:

(1)PT:原发肿瘤病灶,与TNM分期相同。

(2)PN:区域淋巴结。

PNx:无法对区域淋巴结状况做出评价(如以前已经切除或没有切除淋巴结供病理检查)。

PN0:组织检查无区域淋巴结转移。

PN1:同侧腋窝淋巴结转移,但尚未融合。

PN1a:淋巴结内仅能够在切片上可见转移灶。

PN1b:肉眼可见转移灶。

又分为①微小转移灶,直径<0.2cm;②1~3个淋巴结转移,直径>0.2cm;③4~6个淋巴结转移,直径>0.2cm;④转移灶超过淋巴结包膜;⑤转移灶超过2cm。

PN2~PN3:分期同TNM分期。

(3)PM:远处转移,分期同TNM。

乳腺癌的病理分级标准是怎样的?

在此对乳腺癌的病理分级标准作一简要介绍。

Cx:不能判断分化程度。

C1:高分化癌。

C2:中分化癌。

C3:低分化癌。

C4:未分化癌。

一般而言，随着癌细胞的分化程度由高、中、低、末排列，恶性程度逐渐增高。分化程度是指癌细胞与正常乳腺上皮细胞的相似性和成熟程度。癌细胞越接近正常细胞的形态，细胞分化成熟程度就好，肿瘤的恶性征相对较低；而癌细胞越接近原始细胞的形态，细胞分化成熟程度就差，肿瘤的恶性征则较高。恶性程度高的肿瘤常表现出细胞增殖快，发生转移早，患者的自然生存期也短。恶性程度的高低对于治疗方案的选择和预后的判断具有重要意义。

乳腺癌的病理类型有哪些？

乳腺癌的病理类型是指通过对肿瘤标本进行病理形态学观察，进而确定乳腺癌的发展程度、组织来源、变化特点、分化程度等等。乳腺癌的病理类型很多，有的以组织来源命名：如小叶腺癌、导管腺癌；有的以病变组织特点命名：如髓样癌、硬癌、单纯癌；有的以病变程度命名：如原位癌、早期癌、浸润癌；有的以癌细胞的分化程度命名：如未分化癌、低分化癌、中分化癌、高分化癌。

随着病理组织学与临床医学的密切结合，病理类型逐渐向依据癌细胞对周围组织的侵犯程度和远处转移可能性的大小而归类。大体分为：非浸润性癌、早期浸润癌、浸润癌。

（1）非浸润性癌：又称原位癌，指癌细胞局限在上皮基底膜内生长，癌灶没有转移。包括小叶原位癌、导管内癌。常伴发各种乳腺病，有时也可在浸润癌的旁边见到。原位癌发展缓慢，变成浸润癌需要几年时间。

（2）早期浸润癌：是从原位癌发展到浸润癌的早期阶段，癌细胞突破上皮的基底膜，但浸润程度尚浅，较少发生癌灶转移。包括小叶原位癌早期浸润、导管内癌早期浸润。

（3）浸润癌：癌细胞已经突破上皮基底膜的限制，广泛侵犯周围组织，容易发生癌灶转移。依据癌的原发部位是来源于乳腺上皮组织，还是其他组织，又分为浸润性特殊癌、浸润性非特殊癌。

①浸润性非特殊癌：包括有浸润性小叶癌、浸润性导管癌、单纯癌、髓样癌、硬癌、腺癌。

②浸润性特殊癌：包括乳头状癌、髓样癌、黏液腺癌、腺样囊腺癌、大汗腺癌、鳞状细胞癌、乳头 Paget 病。

③罕见癌：包括梭形细胞癌、癌肉瘤、印戒细胞癌、纤维腺瘤癌变等。

此种分类对临床判断预后有较为实用的指导意义。通常认为：原位癌预后良好，其次是早期浸润癌，浸润癌的预后较差。浸润性特殊癌的预后又优于浸润性非特殊癌。

除此之外，乳腺癌的病理分类还有按组织学特征分为：上皮性肿瘤、上皮组织与结缔组织混合型肿瘤。还有 Haagensen 分类法：特殊型癌和非特殊型癌。

病理分型是一个专业性很强的诊断过程。首先需要准确取得足够大的乳腺肿块标本，当场固定，送交病理专业人员进行技术处理（包埋、切片、染色等），加工成为可以在显微镜下观看的病理切片，最后需要有丰富经验的病理科大夫"读片"——做出病理诊断。在临床上经常遇到有的患者在其他医院被诊断为乳腺癌，在转院治疗时需要做病理会诊。此时，一定要从原先就诊的医院借来已经制作好的病理切片或者原组织蜡块，交给会诊的病理科医生，否则无法做出准确的病理诊断。

乳腺癌的分子分型有哪些？

乳腺癌是一类在分子水平上有高度异质性的疾病，组织学形态相同的肿瘤，其分子遗传学改变可能差异极大。随着分子生物学技术的应用不断提高，生物医学进入分子水平时代，乳腺癌的传统形态学分类已经不能完全适应乳腺癌临床诊断和满足指导治疗的需求。通过对乳腺癌基因谱分析并结合患者预后，对乳腺癌进行了基因层面的分子分型。乳腺癌的分子分型为乳腺癌患者个体化治疗方案的选择提供了重要的依据。

通过免疫组化（IHC）方法，分析乳腺癌病理组织的雌激素受体ER、孕激素受体PR、CerbB-2及Ki67的表达情况，将乳腺癌的分子分型分为Luminal A型、Luminal B型、Her-2过表达型、基底样型；其中Luminal B型又根据Her-2的表达情况分为Luminal B（Her-2阴性）和Luminal B（Her-2阳性）。

Luminal A型乳腺癌是一类恶性度相对较低的乳腺癌，增殖指数低，复发风险也相对较低。黏液癌、小管癌、浸润性筛状癌等预后较好的乳腺癌多表现为Luminal A型，即ER、PR阳性表达，Her-2阴性，Ki-67增殖指数低表达。2011年St.Gallen国际乳腺癌治疗专家共识对Luminal A型乳腺癌推荐使用内分泌治疗，可不加用细胞毒化疗，但也要结合淋巴结状态和其他危险因素制定治疗策略，对有高危复发风险的患者，需结合化疗。

Luminal B型乳腺癌Her-2阳性型约占全部乳腺癌的10%。可不同程度表达ER，Ki-67增殖指数较高，PR多为弱阳性或阴性；研究表明Luminal B型（Her-2阳性）患者的10年生存率（79%）显著低于Luminal A型（92%）。国际乳腺癌治疗专家共识对此型患者推荐联合使用细胞毒化疗、内分泌治疗和抗Her-2的靶向治疗。

而Luminal B型（Her-2阴性）与Luminal A型乳腺患者最大区别在于增殖指数Ki67的高低，即Ki-67<14%为Luminal A型，Ki-67≥14即归为Luminal B型，对此型乳腺癌的治疗，国际乳腺癌治疗专家指出，是否采用化疗及采用哪种化疗方案，取决于激素受体表达水平、淋巴结等其他危险因素的评估和患者意愿。

Her-2过表达型乳腺癌占全部乳腺癌的10%~20%，是一类恶性度较高的乳腺癌，容易发生淋巴结转移，复发转移率高，预后较差。由于此型患者ER、PR均为阴性表达，所以国际乳腺癌专家共识对Her-2过表达型乳腺癌推荐使用曲妥珠单抗和细胞毒化疗联合使用，但也需结合淋巴结状态及其他危险因素制定治疗策略。

基底样型乳腺癌，属于三阴性乳腺癌，约占所有乳腺癌的12%~25%，具有一定的形态学和免疫表型特征，不表达ER、PR、Her-2，该类乳腺癌由于缺乏相应靶点不能进行内分泌治疗及靶向治疗，目前这类乳腺癌的治疗主要是化疗，但治疗效果欠佳，无病生存和总生存率较低，预后较差。

什么是非浸润性癌？

非浸润性癌又称为原位癌，是指癌细胞局限在导管上皮基底膜内的恶性肿瘤，是乳腺癌的早期阶段。按照组织来源可分为小叶原位癌和导管内原位癌。

（1）小叶原位癌：癌细胞源于乳腺小叶内导管或小叶内末梢导管上皮，约占乳腺癌的1.5%。小叶原位癌发病常为多中心性，可累及多小叶，或累及双侧乳房。临床常无明确的肿块，确诊需要做病理切片。小叶原位癌可与其他类型的癌瘤并存，有时在浸润性癌的肿块旁发现有小的原位癌。小叶原位癌发展缓慢，预后良好。

（2）导管内癌：癌细胞源于乳腺中、小导管上皮，癌细胞局限在导管内。临床可触及肿块，部分病例可伴有乳头Paget病。肉眼见癌组织的切面呈颗粒状，质脆。导管内癌也常呈现多中心性生长，双侧乳腺发病概率也较高。手术彻底切除，预后良好。

由于原位癌肿块较小，直径一般不超过2~3mm，癌细胞不超过10^7个，在进行病理检查时，需要取得较多的组织块，做连续切片及网状纤维染色证实。

非浸润性癌是乳腺癌的最早期阶段，通常经过手术彻底切除，预后良好。可是癌变一旦发生，就说明人体已经具备了发生癌变的高危因素，受到了致癌因素和促癌因素影响并产生了效应，因而在乳房的其他部分也同时具有癌变的可能（癌的多中心性或多源性）。因此一旦发现有原位癌，应当对双侧乳房进行全面仔细检查，以免遗漏。

什么是乳腺癌的早期诊断？

早期癌瘤一般指的是人体器官、组织的细胞所发生的体积较小的原位癌和表浅浸润癌，并无区域淋巴结转移。那么，何谓早期乳癌，尚无明确的、统一的认识。以往认为临床 I 期乳腺癌及尚未发生腋淋巴结转移的 II 期乳腺癌为早期乳腺癌，也有人将可治愈或可手术的乳腺癌视为早期乳腺癌。现代肿瘤学研究表明，乳腺癌从初起单个癌细胞的分裂增殖，到发展成临床能检出的直径约1cm的小肿块，约需30次倍增，其生长期至少已逾3年，给转移提供了足够的时间。因此，仍把无痛的、单发的、硬而固定的乳房肿块作为早期乳腺癌的特征是远远不够的。20世纪70年代开始，国外有学者提出微小乳癌的概念，即指那些非浸润性的导管癌、小叶原位癌、无导管浸润的Paget病及直径1cm以下的小的浸润性导管或小叶癌。近年来，愈来愈多的学者开始重视微小癌和T0癌（即临床触摸不到原发肿块者）。国内有学者提出早期乳腺癌的概念应为：①组织学早期癌，包括小叶原位癌、非浸润性管内癌、良性瘤的早期癌变、早期浸润癌；②临床早期癌，包括T0癌和微小癌。

因此，可以认为在乳腺癌尚在早期阶段，通过普查、临床体检、影像检查及其他检查手段将其检出，即为乳腺癌的早期诊断。

1997年美国癌症协会（ACS）制定了乳腺癌早期发现的推广原则，其中包括：

18~39岁：每月1次乳房自我检查，3年1次临床体检。

40~49岁：每年1次临床体检和乳腺X线检查，高危女性需向医生咨询是否需要在40岁以前开始普查以及40~49岁时乳腺X线检查的间期。每月1次乳房自我检查。

50岁以上：每年1次临床体检和乳腺X线检查，每月1次乳房自我检查。

我国女性可根据乳腺癌易感因素确定检查频率，建议定期检查。

对于严重高危女性，应采取更为严密的监测措施，如从发现高危因素起，每月1次乳房自我检查，每4~6个月一次定期临床检查，从35岁起，每年1次乳腺X线检查；必要时每年1次乳腺MRI检查。

早期乳腺癌有哪些临床特征？

早期乳腺癌从临床角度来讲，是指那些微小癌或T0癌，也就是说，是指直径<1cm的癌瘤或临床根本触摸不到的癌瘤。那么，早期乳腺癌究竟有哪些临床特征呢？当发现哪些情况时应及时就医呢？一般来讲，有些早期乳腺癌可以没有任何不适感，由于肿块极小甚至尚无肿块可及，所以极易将其忽视。因此，不要因为乳房部没有异常症状而放弃体检。也有些早期乳腺癌患者虽然在乳房部尚未能够触摸到明确的肿块，但总是局部有不适感，特别是绝经后的女性，有时会感到一侧乳房轻度疼痛不适；或一侧肩背部发沉、酸胀不适，甚至牵及该侧的上臂；或一侧乳头溢出血性或浆液性的液体；或于乳头乳晕部有小片湿疹样皮损，乳头糜烂，乳晕轻度水肿等；或乳房部触及腺体有小片增厚区；或乳房部皮肤有小的凹陷如小"酒窝"；或患有良性乳腺病于近期症状体征上有明显变化，如乳房肿胀疼痛的周期性消失而代之以持久存在的、无明显周期性变化的肿块，且有进行性增大的倾向；或腋窝部触及小肿块等。上述些变化都可能是乳房部发生一些病变的征兆，应该引起高度重视。特别是当您属于乳腺癌的"高危人群"，即有以下情况中的一种或几种时，如月经初潮早、绝经迟；35岁以上未育或35岁以上生育第一胎；母系（母亲、姐妹、女儿、外祖母等）乳癌家族史；良性乳腺病史；对侧乳房乳癌史等，对上述微小症状体征上的改变要加倍警惕。因为一般认为，"高危人群"患乳腺癌的危险性比普通人群要高2~4倍，所以，更需重视。

怎样实现乳腺癌的早期诊断？

由于早期乳腺癌的概念已有更新，已由原来的临床Ⅰ期癌及尚未发生腋淋巴结转移的Ⅱ期乳腺癌变为微小癌及T0癌，所以早期乳腺癌的检出确实有一定难度，需要临床医师具有丰富的专科知识、认真负责的工作态度及早期诊断的意识，更需要患者早发现、早就医。怎样才能及时发现异常变化呢？特别是对于那些临床没有任何症状体征的T0癌，早期诊断就更为困难了。在这种情况下，只有通过规律的每月一次的乳腺自我检查、有计划有组织的大范围乳腺普查以及定期在固定的专科医生处检查，才有可能发现。

我们建议，35~45岁的女性，除做规律的乳腺自我检查之外，每半年到一年到固定的专科医生处检查一次，如无特殊变化，仅做临床体格检查即可。45岁以上的女性，特别是那些有各种乳腺癌易患因素的女性，如月经初潮年龄较早、绝经年龄较晚、初产年龄在35岁以后或未育、既往有良性乳腺疾病史及有乳腺癌家族史等，应每半年在固定的专科医生处检查一次，除常规的临床体格检查之外，尚需每年行乳房钼靶X线摄片一次，以尽早发现临床触摸不到的病变。乳腺癌普查应以上述乳腺癌易患人群为重点监测对象，应为其建立监测档案，设立专门机构，对这些易患人群实施定期的、有计划的追踪。

对于临床医生来讲，能够在适当的时机应用适当的一种或几种检查手段，做出正确的判断，是提高乳腺癌早期诊断水平的根本保证。由于乳腺位于体表，所以触诊是最重要的手段之一。正确的检查方法可以更多地发现早期乳癌。不少学者认为体格检查仍是乳腺癌诊断中最好的或者说至少是与其他方法相等重要的检查方法。而且，只有通过体格检查，才有可能发现可疑病例和进一步选择适当的检查方法。因此，可以说体格检查是发现早期乳癌的首要环节。除了应掌握常规的体检方法之外，应强调以下3点：①了解乳腺癌流行病学特征，认真查询病史，发现和重视乳腺癌易患人群；②注意选择在月经周期中的最佳时相进行乳腺检查，一般认为，在月经来潮以后的第9~11天为最佳时间，因此时内分泌激素对乳腺的影响最小，乳腺处于相对平静状态，乳腺如有病变或异常，此时最易发现；③仔细观察乳腺的细微异常征象，必要时可采用一些能够加强体征的方法进行检查，如早期乳癌引起的皮肤粘连，由于十分轻微而常常被忽略，此时需在良好的光照下，用手轻轻抬起整个乳房，增加乳腺皮肤的张力，在病灶的上方即可见到轻微的皮肤皱缩、牵拉引起的微小凹陷。在临床体检发现可疑之后，如何选择进一步的检查手段呢？一般来讲，首选X线摄影检查，因为在目前常用的各种检查方法中，此法占有明显优势。据报道，乳腺癌X线摄影与病理诊断符合率可达91%~95%，许多临床触摸不到的病变常被检出。在对乳腺X线诊断中，应注重小的钙化点及局部阴影的出现。有学者指出，在乳腺定期连续摄片复查过程中，如局部出现新的致密影，则是诊断早期乳腺癌的一个高度正确的X线征象。在诊断乳腺小癌肿时，间接征象仅起次要作用。对丰满乳房，临床体检发现可疑时可使用超声检查以进一步明确诊断。在临床体检及影像检查结果均为可疑，但又不能明确病变性质时，可进行细针穿刺吸取细胞学（即针吸）检查。有报道针吸检查的病理诊断符合率约为80%左右。当然，在高度疑为癌肿时，可行切取或切除活检，直接予以病理诊断。由于乳腺癌各种早期诊断方法各有所长，但又无一完美无缺，所以，目前仍提倡联合诊断方法，即将各种检查方法适当组合。一般认为，临床体检+X线摄片+针吸为最佳联合诊断方法，其病理诊断符合率可达92%~99%。因此，可以说，联合诊断的优势是确切的，应予以大力提倡并推广。

在乳腺普查工作中，可使用热图、透照、超声检查等对人体无创伤、无放射损害的手段进行初筛，但上述检查手段与病理诊断符合率不太高，常常会出现假阳性或假阴性结果，因此有学者仍主张用低放射剂量的钼靶X线摄片普查。由于现代摄影装置的不断改进，现已使受检查者的吸收剂量每次检查（包括侧位和轴位两个投照位置）低到300~800mrads，而这种放射致癌的危险性已接近自然发病率。这就为乳腺钼靶X线摄影也能广泛用于普查创造了条件。但放射损害虽然较小，仍不可完全避免，因此那些年纪比较轻的以及处于妊娠期或哺乳期的女性除非必须，否则不要轻易用X线摄影作为普查的常规手段。在判断普查结果时，要结合临床病史、体格检查及其他检查的结果来综合判断，不要匆匆下结论，以免造成错误的诊断。

今后应进一步加强研究工作，临床与基础相结合，优化组合各种早期诊断方法，提高乳腺癌早期检出率；积极研制开发新的诊断仪器、诊断技术和诊断方法，如纤维乳管内窥镜的应用等；加强癌前病变的研究，积极寻找对早期乳腺癌具有高度敏感性和特异性的肿瘤标记物。

乳腺癌早期诊断有什么重要意义？

乳腺癌早期诊断具有十分重要的意义。目前全世界每年约有120万女性患乳腺癌，有50万女性死于乳腺癌。因此，如何有效地控制其发生和发展已成为当务之急。多数学者认为，在肿瘤的防治中，肿瘤的二级预防，即早查、早诊、早治将是未来相当长时期实体瘤获得大幅度提高疗效的方向。对于乳腺癌来讲，改善预后、提高存活率的关键是早期发现。美国一家医院的资料表明，观察382例Ⅰ期（T1N0M0）乳腺癌的10年无癌生存率为84%，其中肿瘤<1cm者10年无癌生存率为93%，11~20cm者为79%，两者之间有显著性差异。另有国外学者对微小乳癌患者施行改良根治术后，其5年无癌生存率为98%（93/95），10年无癌生存率为95%（42/44）。国内有研究表明，直径<1cm的微小乳癌在浸润以前的治愈率（20年生存率）一般可达90%左右；而一般乳腺癌无淋巴结转移时，5年生存率为85%，10年生存率为74%；有淋巴结转移时，则5年生存率为50%，10年生存率为39%。由此可见，提高乳腺癌的早期诊断准确率可大大减少晚期乳癌的出现，降低死亡率，意义十分重大。

在乳腺癌早期诊断方面尚存在哪些问题？

由于乳腺癌的早期诊断可大大提高乳腺癌术后5年以上生存率，所以乳腺癌早期诊断愈来愈引起学者们的重视。但是重视的程度还是远远不够的。在广大的城市与乡村，尚未建立起完善的乳腺癌三级预防网络。临床医生往往对已经出现的肿块比较重视，进而做一些必要的相关检查；而对于那些肿块很小不易触及者，或仅有一些不适感，但局部尚未出现肿块者却掉以轻心，从而遗漏了一些本来有机会得以早期发现的病例。特别是对那些乳腺癌"高危人群"，尚未建立起严格的追踪体系，并未使她们得到不同于普通人群的特殊监测。我们的肿瘤早防早治的宣传工作还需进一步加强，使乳腺癌早期诊断的有关知识得以更加普及。从患者的角度来讲，由于积极防治乳腺癌的意识不强，不重视乳腺的自我检查及定期检查，因而相当多的一部分人丧失了早期发现乳腺癌的机会。有些女性甚至本来有机会参加单位组织的一年一度的体检，但由于种种原因如工作忙、出差在外、嫌麻烦等却没有能够按时做体检；也有些患者平时已出现乳房部的各种各样的不适感或在体检中已经发现有良性乳腺病或其他可疑情况，仍未引起足够的重视，未积极做进一步检查治疗而坐失良机。在此，提醒我们的临床医生及姐妹们，要重视乳腺癌的早期诊断，大家一起共同努力，致力于提高乳腺癌的早期检出率，提高女性的健康水平。

乳腺浸润性癌有哪些？

浸润癌的癌组织向乳房间质内广泛浸润蔓延，形成各种结构的癌组织和间质相互混杂的病理特征。国内根据癌组织内是否具有特殊组织结构，又将浸润癌分为特殊型癌、非特殊型癌、罕见癌。

非特殊型癌是发生在乳腺腺上皮的癌瘤，包括有浸润性小叶癌、浸润性导管癌、单纯癌、髓样癌、硬癌和腺癌。

（1）浸润性小叶癌：乳腺小叶内导管或末梢导管原位癌的癌细胞突破上皮基底膜及小叶范围，向间质内浸润蔓延，癌细胞常围绕腺管生长呈同心圆结构，形成靶样图像，是浸润性小叶癌的形态特征。

（2）浸润性导管癌：乳腺导管内原位癌的癌细胞突破基底膜，向间质内浸润蔓延，部分区域内尚可见到导管内癌成分。

（3）单纯癌：为最常见的癌类型，占全部乳腺癌80%以上。癌体积往往较小。病理形态学特点是癌主质与间质的比例相似，其形态复杂、多样，癌细胞常排列成巢、索、腺样或呈片块状。

（4）髓样癌：较少见。病理形态学特点与单纯癌相比，癌主质多、间质少。显微镜下可见：癌细胞体积大，形态不一，胞浆丰富，核仁大而呈空泡状，核分裂象多见。瘤体标本可见癌肿块的体积较大，常位于乳腺组织的深部，质地较软，边缘整齐，与周围组织分界清楚。肿瘤切面呈灰白色，常见出血、坏死。此类型癌肿淋巴结转移率较低。病理学观察发现有淋巴细胞浸润的髓样癌预后良好。

（5）硬癌：经常与其他类型的乳腺癌并存。病理形态学特点与单纯癌相比，癌主质少、间质多。显微镜下可见：癌细胞形成小巢状或条索状，细胞异型性显著，核分裂多见，致密的纤维组织可发生胶原变性、钙化或骨化。瘤体标本可见癌肿块体积较小，边界不清，与周围组织呈放射状交界，质地较硬。此类型癌瘤侵袭性强，易于转移，恶性程度高。

（6）腺癌：显微镜下可见癌细胞呈腺腔或栅栏状排列，细胞呈圆形或椭圆形，胞浆含大小不等的空泡，核呈圆形，常见1~2个，大而染色深，边界清楚。

乳腺浸润性癌的特殊类型有哪些？

浸润性特殊型癌是专指发展到浸润阶段的，具有特殊类型癌组织结构的一类乳腺癌。此类癌瘤是依据癌组织中含有的特殊组织结构而命名，如黏液腺癌、乳头状癌、乳头Paget病、腺样囊腺癌、大汗腺癌、鳞状细胞癌等。

（1）黏液腺癌：病理形态学特征是含有大量细胞外黏液，癌细胞数量较少。肉眼病理检查：肿瘤体积较大，边界清楚，呈不规则形，切面呈半透明胶冻状。显微镜观察：间质内有丰富的黏液，癌细胞分隔成岛状或小巢状。癌细胞胞浆内有小空泡，细胞核小而圆，染色深，常偏于一侧，分裂象少。本病的发病年龄较大，癌瘤生长缓慢，远处转移发生也较迟，预后较好。

（2）乳头状癌：临床较为少见。可单发或多发。多发生于乳腺大导管内，部分患者有乳头血性溢液。肉眼病理检查：肿瘤呈棕红色结节，质脆。显微镜观察：癌细胞排列成乳头状，细胞大小、形态不一，核深染，分裂象常见。本病多数生长缓慢，远处转移较晚，预后好。

（3）Paget病：又名湿疹样癌。临床表现是乳头及乳晕部皮肤湿疹样病变，局部皮肤发红、轻度糜烂和浆液渗出，皮肤增厚变硬，边界清楚。多数患者感到局部奇痒或轻微灼痛。显微镜观察：在乳头和乳晕表皮内有体积大的Paget细胞。胞浆丰富，核大而圆，核仁清楚，分裂象多。单纯湿疹样癌发展慢，尤其局部无肿块及大淋巴结转移者，预后好。但临床上单纯的湿疹样癌极少，往往与导管癌或其他浸润癌伴发，此时预后取决于其他癌的类型和淋巴结转移情况。

其余特殊类型乳腺癌如腺样囊腺癌、大汗腺癌、鳞状细胞癌是原发在乳房部位皮肤的癌变，与乳腺腺体组织无关，只是到了浸润期才侵犯腺体组织。其临床表现、病理形态均同于皮肤癌。

怎样根据组织学分级来判断乳腺癌的预后？

依据癌细胞对周围组织的浸润程度，可分为：非浸润癌（又称原位癌）、早期浸润癌、浸润癌。由此可以判断癌组织有无周围组织浸润和转移的可能性。非浸润癌的癌细胞局限在上皮内，没有突破基底膜出现转移，因而预后良好；早期浸润癌的癌细胞开始向周围组织浸润，但侵犯程度较浅，转移的可能性较小，预后次之；浸润癌的癌细胞则已经侵犯周围组织，并可形成远处转移，预后较差。

根据癌细胞的恶性程度，可将乳腺癌分为：高分化（Ⅰ级）、中分化（Ⅱ级）、低分化（Ⅲ级）。人体是由无数细胞构成的高度进化的有机体。在人体中，各个组织器官分工合作、细胞定位明确功能专一，细胞也高度分化成为发挥专一生理功能的群体单位。组织学观察人体正常细胞，常见细胞的形态呈现多形性和极性，外形不规则，细胞成熟，核较小，核仁染色较淡，一般无分裂象。一旦细胞发生癌变，细胞就会恶性增殖，分裂活跃，形态也趋向幼稚化。此时细胞外形呈圆形，体积较小，核仁较大，细胞核与细胞浆大小的比率（核浆比率）增大、核仁及染色质加深、出现染色质浓聚和核分裂象以及细胞排列无序等一系列细胞分化程度和异形程度的变化。一般讲，分化程度越低，恶性程度越高，远处转移发生也越早。

（1）低分化癌：癌细胞多呈圆形，核浆比率大，核仁和染色质染色深，细胞分裂活跃，细胞排列无序，细胞呈现幼稚化倾向强烈。此类肿瘤的恶性程度高，增殖进展快，转移早，预后差。但由于此类肿瘤细胞的成熟度低，对化疗和放疗一般均比较敏感。如硬癌、炎性乳癌等。

（2）高分化癌：癌细胞倾向于正常细胞的特征，核浆比率较低分化癌大，细胞分裂活跃，组织间仍可见残存的原组织形态。此类肿瘤的恶性程度较低，不易发生转移或转移较晚，预后稍好。但此类肿瘤细胞对化疗和放疗的敏感性较差。如导管癌、小叶原位癌、湿疹样癌等。

（3）中分化癌：恶性程度和预后介于以上二者之间。

组织学诊断对乳腺癌的临床治疗具有一定的指导意义，但并不是绝对地讲哪类型的预后就一定如何如何。在临床上也常见一些高分化的肿瘤在很早期就出现远处转移，也可以遇到低分化肿瘤对放、化疗出现抵抗。因此，客观地评价病理组织学诊断的临床意义，一定要结合临床表现和治疗后的反应，进行综合判断，才能为乳腺癌的临床治疗提供可靠的技术指导。

怎样根据病理类型来判断乳腺癌的预后？

1985年王德延、傅西林、潘国利等报告了"乳腺癌组织类型与预后的关系的研究"。从淋巴结转移分析，乳腺癌的淋巴结转移与患者的长期存活率呈反比，淋巴结转移率越高生存率越低。从组织类型分析，癌细胞的恶性程度依列表的位置从上到下逐渐增加，淋巴结的转移率也同时增高，而患者的长期生存率却下降。

癌细胞的不同生物行为是有规律可循的，病理诊断就是通过对癌细胞的形态观察，分辨出不同生物学行为的癌细胞种类，由此推断癌症的严重程度及其预后。

（1）从癌症发生、增殖、扩展的过程分析。非浸润癌（原位癌）是癌肿的始发阶段，此时癌细胞尚局限在上皮组织范围内，没有发生转移，因而预后较好。早期癌是原位癌开始出现浸润扩展的初期阶段，但癌细胞的浸润范围很小，一般也未发生转移，预后也较好。进入浸润癌阶段，癌细胞便在局部和区域淋巴结发生了侵犯性扩展和转移，预后当然较差。一旦发现有远处脏器转移，患者便进入癌症的晚期，预后差。

（2）从癌细胞的发源组织分析。浸润癌是癌细胞恶性增殖到一定程度的阶段性概念，根据癌细胞在发生突变前的原形细胞是否来源于腺上皮组织，又可分为浸润性非特殊型癌和浸润性特殊型癌。非特殊型癌的癌细胞来源于乳腺腺上皮，经常受到体内雌激素的影响，预后比特殊型癌差。而特殊型癌则源于乳房部位的表皮组织，不受雌激素影响，增殖发展较为缓慢，预后比非特殊型癌要好。在非特殊型癌中，由于"硬癌"的癌主质少、间质成分多，癌细胞的侵袭性强，易于转移，恶性程度最高；"单纯癌"的癌主质与间质比相当，恶性程度次之；"髓样癌"尽管癌细胞密集，癌细胞主质成分多其他间质组织少，但癌块常常呈集团样生长，侵袭性弱，转移概率小，因而相对恶性程度更低一些。

（3）在同一类型的癌中，癌细胞分化的程度也是判断预后的重要因素。"高分化癌"的细胞分化程度较为完全，细胞增殖周期相对要长，癌瘤的发展进度较慢，发生转移少，预后较好；"中分化癌"次之；"低分化癌"又次之；"未分化癌"的细胞呈现出原始生物细胞的形态，表现出原始细胞的快速增殖和分裂活跃，最容易发生转移和大范围扩散，预后最差。

（4）在进行病理诊断时，应当十分关注区域淋巴结和远处转移的情况。一旦发现在远离乳房的淋巴结或其他脏器转移，说明其病情已进入晚期。

怎样根据激素受体测定来判断乳腺癌的预后？

大量乳腺癌病例的统计资料表明，乳腺癌的内分泌治疗有效率仅为20%~30%。为什么有的患者内分泌治疗有效，而另一些患者却无效？经过大量实验研究，终于揭示了决定内分泌治疗是否有效的关键环节，是乳腺癌细胞中是否含有雌激素受体。

1971年Jensen发现在人的乳腺细胞的细胞浆内，有能与雌激素相结合的蛋白，称为"雌激素受体"。以后，人们又发现在很多器官中均有种雌激素受体，如子宫、阴道、脑垂体等，均称为"雌激素的靶器官"。

雌激素与雌激素受体是怎样结合，又是如何影响功能的呢？分子生物学发现，雌激素受体是一种糖蛋白，雌激素受体在与雌激素结合的过程中，常表现出3种特性。①特异性强：对雌激素选择分辨的能力好，抵抗其他因素干扰的能力强；②亲和力高：受体与激素结合紧密不易分离，作用持久；③结合容量低：受体被激活时的激素需要量小，灵敏度高。当雌激素弥散入细胞后，便与细胞浆中的雌激素受体结合，形成稳定的"激素-受体复合物"。这种复合物产生了新的分子构型，然后进入细胞核内，影响细胞核的生物代谢，再生成黄体酮受体，经与黄体酮结合后，进而影响细胞的生理功能。

乳腺是雌激素的靶器官，在乳腺细胞中含有雌激素受体。当细胞发生癌变后，有的癌细胞还保留有这种受体，有的癌细胞却消失了。还保留雌激素受体的癌细胞，其功能仍接受体内内分泌所调节，称为"激素依赖性细胞"；受体消失的癌细胞则不再受内分泌所调节，也不再是雌激素的靶器官，称为"激素非依赖性细胞"。流行病学研究证明，乳腺癌的雌激素受体测定与其疗效以及预后有明确的关系。

（1）雌激素受体阳性者应用内分泌治疗的有效率为50%~60%，而受体阴性者有效率低于10%。如果同时测定孕激素受体，可以准确地估计内分泌疗法的效果，二者都是阳性者有效率可高达77%。

（2）受体含量与内分泌疗效的关系成正相关，含量越高，治疗效果越好。

（3）一般情况下，雌激素受体阴性的癌细胞常常是分化程度差的细胞类型，其手术后容易复发。受体阳性的患者如有术后复发时，常倾向于皮肤、软组织或骨转移；受体阴性者如有复发，多倾向于内脏转移。不论有无淋巴结转移，受体阳性患者的预后均较阴性者为好。

（4）雌激素受体的测定是制订乳腺癌手术后辅助治疗方案的重要参考

依据。受体阳性尤其是绝经后的病例，可以应用内分泌治疗作为术后辅助治疗；激素受体阴性或绝经前的患者，手术后则应以辅助性化疗为主。

怎样根据细胞增殖能力及DNA含量来判断乳腺癌的预后？

肿瘤分子生物学认为：细胞的有丝分裂能力与癌症的预后有关，细胞分裂越快，其预后越差。常用的测定细胞增殖能力的方法为胸腺嘧啶标记指数（TLI）法。TLI测定数值低，说明分裂慢，预后好。近年来又广泛采用流式细胞仪方法检测癌组织的细胞增殖周期，可测出受检肿瘤细胞DNA含量及细胞周期中各期细胞的比例。良性肿瘤和正常乳腺组织大多呈二倍体DNA含量，而恶性肿瘤中50%~60%为异倍体DNA含量，其S期细胞的百分率也增高。临床统计数据表明，异倍体肿瘤及S期细胞百分率增高者，常有早期复发。如果能同时测定淋巴结的DNA含量，对判断预后具有重要意义，尤其对淋巴结阴性者同时检测原发灶及淋巴结的DNA含量，很有必要。

癌细胞最主要的恶性特征是它表现出的恶性增殖。任何细胞的分裂增殖过程，都需要先在细胞核内进行一系列的核酸代谢，大量生产核糖核酸（RNA）和脱氧核糖核酸（DNA），以控制细胞的新陈代谢和增殖过程。所以细胞增殖能力能从微观的一个侧面反映癌细胞的恶性程度。不同倍体DNA的含量测定，又可以进一步证明细胞分裂增殖的能力。这些测定对判断乳腺癌患者预后具有一定的参考意义。

治疗篇

◆ 治疗乳腺增生症的常用西药有哪些?

◆ 乳腺增生症在什么情况下应进行手术治疗?

◆ 中医如何对乳腺增生症进行辨证论治?

◆ 患有乳腺增生症的女性应注意些什么?

◆ 急性乳腺炎的各期应怎样治疗?

◆ ……

治疗乳腺增生症的常用西药有哪些？

治疗乳腺增生症常用的西药主要是雌激素受体拮抗剂、雄性激素及小剂量孕激素等其他对症治疗药物。乳腺增生症的发生可能与乳腺组织局部雌、孕激素受体的含量及敏感性相关，雌激素受体拮抗剂三苯氧胺可竞争性地与雌激素争夺雌激素受体，使雌激素无法发挥其生物学效应，口服三苯氧胺，每日2次，每次5~10mg。雄性激素主要是用来对抗雌激素，甲基睾丸素经前10天口服，每日1次，每次5~15mg，用药总量不超过100mg。乳腺增生症也可能是由于孕激素分泌不足，雌激素相对增高所致，有人主张月经前2周口服小剂量黄体酮7~8日，每日5~10mg。其他如溴隐亭抑制催乳素的分泌，每日1次，每次1.25~5mg；小剂量10%的碘化钾溶液的碘剂可刺激垂体前叶分泌黄体生成素，抑制雌激素的分泌；其他可用镇痛剂、利尿剂、维生素类药物等，但临床很少用。

乳腺增生症在什么情况下应进行手术治疗？

一般乳腺增生症不需要手术，当有以下一些情况时，可考虑手术活检。

（1）35岁以上，有乳癌家族史，乳腺增生肿块质硬，短时间内迅速增大，将来有恶变可能。

（2）细胞学检查或空芯针组织学活检发现乳腺上皮细胞高度增生，有异型性改变者。

（3）乳腺超声或钼靶等影像学检查发现乳腺局部病变，不能排除恶性者。

中医如何对乳腺增生症进行辨证论治？

乳腺增生是由于体内雌、孕激素的比率失衡，雌激素绝对或相对过多，对乳腺组织进行不良刺激，导致乳腺组织增生和复旧不全而引起。多数患者经前一周开始乳房出现胀痛，肿块变硬增大，月经来潮后症状缓解甚至消失。因此治疗乳腺增生要从内分泌平衡开始。中医药是目前治疗本病的最佳治疗手段，具有改善症状，消除肿块，副作用小等优点。

中医认为乳腺增生症主要原因有：①肝郁气滞，痰血瘀结：主要治法是疏肝理气，活血散结。②脾肾阳虚，冲任失调：主要治法是温补脾肾，调摄冲任。临床可根据不同症状的表现在上述处方用药基础上进行加减，在月经周期的前半期调补肝肾，月经周期的后半期化痰软坚，消肿散结。近年来出现了许多治疗乳腺增生的中成药，具有一定的疗效，可在医生的指导下进行服用。还可采用药物治疗和心理疗法相结合的办法。

患有乳腺增生症的女性应注意些什么？

乳腺增生症严格来说是一种女性的生理状况，只有少数高度增生或不典型增生才有可能向恶性转化。要做好一级和二级的预防工作。

一级预防即病因预防。要低脂饮食，减少脂肪类（包括动物脂肪和植物脂肪）食物的摄入；要经常参加身体的锻炼，游泳和每天走万步是较佳的选择；保持体重的稳定；尽可能保持良好的生活方式，如调整生活节奏，减轻各种压力，改善心理状态；不吸烟、少喝酒、多活动等。

二级预防即早期发现、早期诊断、早期治疗。学会自我检查方法，每次月经后第7天自检；每半年到专业医院检查一次，可选择B超或钼靶等影像学检查。

急性乳腺炎的各期应怎样治疗？

急性乳腺炎的初起阶段主要表现为全身发热，局部红肿痛热，治疗为全身抗炎治疗，只要不过敏，抗生素宜首选青霉素，以静脉注射效果为好。局部注意热敷和排空感染的乳汁。急性乳腺炎脓肿确已形成，则应及时予以切开排脓。如果脓肿较小而浅，可将脓液抽出，并外敷金黄膏。

怎样治疗泌乳-闭经综合征？

泌乳-闭经综合征的发病常由比较明确的致病因素引起催乳素水平升高所致。

（1）由于垂体肿瘤如垂体微腺瘤引起者，可选择手术切除；如果不手术，可考虑放疗。

（2）由于各种药物引起催乳素水平升高者，立即停用相关药物，症状大多可自行消失。

（3）由于下丘脑-垂体-卵巢轴功能障碍引起的催乳素水平升高者，应用药调整这一功能系统的状态，使催乳素水平下降，恢复正常的排卵及月经。如溴隐亭、左旋多巴等。因甲状腺功能低下所致者，则口服甲状腺素治疗。

（4）中医中药治疗也可以调整下丘脑-垂体-卵巢轴的功能状态，使催乳素分泌水平下降，调整机体的内环境。如用人参养荣汤益气养血，用逍遥散疏肝理气、行气活血。

乳腺导管扩张综合征的治疗原则有哪些？

一般将乳腺导管扩张综合征分为3个阶段：即溢液期、肿块期及瘘管期。其总的治疗原则为：在溢液期宜积极寻找溢液原因，并予对症处理。肿块期宜予中药行气活血、消块散结；或在肿块不伴有严重感染且肿块不很大时，经抗炎治疗1~2周后，行肿块切除术；或当肿块较大，累及大部乳房时，行乳房单纯切除术；肿块与乳腺癌难于鉴别时，宜先行各种辅助检查，或术中行冰冻切片检查以明确诊断后，再行肿块切除或乳房根治术，避免因假阳性或假阴性诊断而造成不必要的手术创伤或漏诊。瘘管期治疗比较复杂，采用中医手术疗法，手术创伤小，痛苦少，疗效好，具有一定的优势。

乳腺导管内乳头状瘤的治疗原则、方法是怎样的？

乳腺导管内乳头状瘤有5%~10%的恶变率，最有效的方法是手术治疗。术前可行乳导管镜检查，以明确病变的性质及定位。术中将病变的导管系统切除即可；如果为多发的乳腺导管内乳头状瘤，因其较易发生恶变，则宜行乳腺区段切除，即将病变导管及其周围的乳腺组织一并切除。对于那些年龄在50岁以上者，造影显示为多发的乳腺导管内乳头状瘤，或经病理检查发现有导管上皮增生活跃甚至已有上皮不典型性改变者，也可行乳房单纯切除，预防恶变。

乳腺癌是不治之症吗？

影响乳腺癌生存的直接因素是骨、肝、肺等脏器的远处转移。对于局限性的乳腺癌，通过彻底的手术切除可以达到治愈目的。乳腺癌的预后与乳腺癌发现时的病期有密切关系，病期愈早，淋巴结转移无转移，预后愈好，特别是目前乳腺癌以化疗为主的综合治疗使乳腺癌成为一种可以治愈的癌症。国外资料表明，肿瘤<1cm者10年无癌生存率为93%以上，由此可见，乳腺癌并非像人们所想象的那样可怕，并不是"不治之症"，只要较早期地发现并予以适当的治疗，其中的许多病例是可以获得治愈的。

乳腺癌临床治愈的标准是什么？

乳腺癌的治愈就是指机体内所有乳腺癌细胞都被杀死、清除，包括局部的、周围淋巴结中的以及已经转移到远处其他器官的癌细胞。目前来说，乳腺癌的临床治愈是指经过各种治疗之后，癌肿全部消失，治疗后10年内不复发。

乳腺癌治疗的原则是什么？

乳腺癌的治疗原则主要是切除肿瘤，控制肿瘤的局部复发和远处转移，延长生命，提高生存质量。彻底切除乳房病灶，不仅可以消除病变，也是防止转移的有效手段。人体由于恶性肿瘤的负荷会发生死亡，对于某些晚期患者，手术和放疗消除肿瘤可减少人体的肿瘤负荷，延长生命。

乳腺癌主要治疗手段有手术、放疗、化疗、内分泌治疗和生物靶向治疗等，对早期乳腺癌一般应考虑先做手术治疗，主要的手术方式有保留乳房的手术和改良根治术，目前趋向于保乳手术。局部晚期的乳腺癌手术可以先做新辅助化疗，等肿瘤缩小后再做手术。而晚期乳腺癌主要治疗方法是化疗，内分泌治疗和生物靶向治疗。目前认为对乳腺癌应该采用综合治疗，可达到最佳的治疗效果。肿瘤>5cm或腋窝淋巴结转移数目≥4个，应考虑术后放疗。有复发危险的患者应考虑术后化疗，对受体阳性的患者应考虑内分泌治疗。对晚期乳腺癌应该先判断肿瘤对激素治疗是否有反应，再决定是采用化疗或者内分泌治疗。如果肿瘤对内分泌有反应，首选内分泌治疗，如果没有反应的肿瘤或者该患者有内脏转移的症状，或者在手术后的无病生存期比较短，年龄比较轻，ER和PR阴性的患者可以首选化疗治疗。对HER-2过度表达的患者可以曲妥珠单抗治疗。

乳腺癌的综合治疗方法包括哪些方面？

乳腺癌的综合治疗方法是指以外科手术为主，根据不同情况辅以化学治疗、放射治疗、内分泌治疗、靶向治疗及中医中药治疗等的综合治疗方法。

（1）外科手术治疗：是乳腺癌的主要治疗方法之一，主要是切除乳腺癌的病灶，保证局部没有肿瘤残留，或全乳切除或保乳手术，加上区域淋巴结的清扫。使原发肿瘤及区域淋巴结能得到最大的局部控制，减少局部复发，提高治疗后的生存率及生活质量。

（2）化学药物治疗：临床研究发现，在首次诊断乳房肿瘤时，约30%的患者的血液和骨髓中可以发现单个的肿瘤细胞；循证医学在大量的三期临床试验中均提示接受化疗患者的预后要好于未化疗者。化学药物抗癌治疗是一种必要的全身性辅助治疗，可以消灭可能存在于体内的少量癌细胞。

（3）放射治疗：一般作为一种辅助的治疗方法应用于手术后，以防止局部复发，其疗效是肯定的。4个以上淋巴结转移或1~3个淋巴结转移伴淋巴管浸润阳性及保乳患者常规进行放射治疗，可提高生存率。

（4）内分泌治疗：部分乳腺癌为激素依赖性，癌细胞的增长与雌激素密切相关，因此，雌孕激素受体阳性的乳癌患者术后必须采用内分泌治疗。绝经前患者应用雌激素拮抗药物，如三苯氧胺、法乐通。绝经后患者应用芳香化酶抑制剂，第三代的芳香化酶抑制剂有阿那曲唑、来曲唑、依西美坦。

（5）靶向治疗：近年来，小分子药物的靶向治疗和血管生成抑制的治疗取得了很大的进展。靶向治疗疗效高，副作用小，但费用较高。

（6）中医中药治疗：我国特有的中医中药和中西医结合防治肿瘤，对减轻放化疗的毒副作用以及对放化疗的增敏作用明显，可作为乳腺癌辅助治疗方法之一提高癌症患者的生命质量。

乳腺癌外科手术经历了怎样的发展？

乳腺癌的外科治疗从一百多年前Halsted开创乳腺癌的标准手术以来，逐渐得到细化和个体化，通过对乳腺癌生物学特性更深入认识，在保证生存的同时，更大程度地提高生活质量。乳腺癌的外科治疗目的：以尽可能小的代价获得局部无瘤。这里的代价包括：乳腺的功能、乳腺的完整与美观、腋窝淋巴结的免疫功能、上肢淋巴回流、经济等。无瘤就是手术切干净，这是任何肿瘤外科追求的目的。19世纪末，Halsted的乳腺癌观点认为：乳腺癌主要是一个局部的疾病，先有淋巴结转移，以后再引起血道转移，淋巴道转移是肿瘤播散的标志，区域淋巴结切除对肿瘤的转移有治疗作用，手术操作的方法影响预后。在这一观点的指导下，外科在不惜代价地扩大手术范围，以求无瘤，出现了扩大根治术及超扩大根治术，然而扩大手术范围并未获得更好效果。20世纪80年代以来Fisher研究肿瘤血管时发现乳腺癌不一定完全经淋巴结途径有序播散，早期即有血行或骨髓的微小转移及与局部治疗无关的微小转移，乳腺癌是全身性疾病，局部治疗方式不决定预后。在这一观点的指导下，发现达到乳腺癌术后无瘤很困难，有赖于化疗、内分泌治疗等的配合，外科手术只能做到局部无瘤。

让我们简单回顾乳腺癌外科手术方式的发展历程。19世纪末，Halsted乳腺癌根治术的出现，彻底改观了乳腺癌治疗的面貌，其治疗术式包括：①原发灶及区域淋巴结的整块切除；②切除全部乳腺组织，同时广泛切除其表面覆盖的皮肤；③切除胸大肌、胸小肌；④腋淋巴结做彻底清除。此术式主导乳癌外科治疗上百年。20世纪50年代，出现扩大根治术，随后出现超扩大根治术。目前，不少地方已放弃后两种术式，但如果胸大肌和胸小肌受侵犯，根治术仍有必要。20世纪70年代，改良根治术在欧美成为主流术式手术。虽然缩小了手术范围，并未降低治疗效果；而且减少创伤，缩短伤口愈合时间，保持患肢功能，保持较好外形，为乳腺重建提供了更好的条件。目前我院以此术式为主，美国也仍有50%的患者采用改良根治术。20世纪80年代，出现早期乳癌保乳手术，并获得和根治术相同的效果。

近20年来，保乳手术在欧美各国盛行，已作为Ⅰ、Ⅱ期乳腺癌的首选方式。其原因：①对乳腺癌生物学特性的深入的认识；②NSABP-B-06研究，保乳手术与全乳切除对比，10年总生存率与无瘤生存率无差异；③高质量的钼靶普查使早期乳癌得以被诊断。Fisher最初的50例中至少有2/3为局部晚期乳癌，60%以上有淋巴结转移，而美国20世纪80年代普查已有85%为Ⅰ、Ⅱ期乳癌，腋淋巴结阳性率已降至40%，且有不少未触及肿块的原位癌；④现代女性对保乳愿望强烈；⑤抗癌新药的出现，术前化疗，新辅助化疗或早期化疗能缩小原发灶，减少乳腺的切除量，增加保乳机会，并能减少或灭杀亚临床转移。保乳手术的要点和注意事项：①无论何种范围的局部切除，切缘必须阴性；②加做全乳腺放疗可降低局部复发（10年复发率从25.7%降至5.5%）；③多中心乳癌、肿瘤大、Ⅲ期乳癌、乳晕下肿瘤等，不适宜采用保乳手术。乳房体积小，术后有局部复发高危因素，以及预计保乳术后美容效果达不到优良者，不宜行保乳手术；④要有放疗设备。

20世纪90年代，出现前哨淋巴结活检技术，并以此替代腋窝淋巴结无转移患者的腋窝清扫术。NSABPB-04研究：发现腋窝淋巴结临床阴性的患者行腋窝淋巴结清扫术只有40%的淋巴结阳性，且这一部分患者行腋窝淋巴结清扫术生存率低，20年生存率只有20%~30%。说明：有多一半的患者不需要做腋窝淋巴结清扫术，即使做了，其治疗效果也有限。Sarce、Pigott等研究发现原发部位不同的乳腺癌患者，肿瘤转移的第一站淋巴结不同。为此，近来将Cabams提出的哨位淋巴结（SLN，即直接收纳某特定区域组织淋巴液的第一站淋巴结）和Morton的哨位淋巴结活检（SLNB）技术，也引用于乳腺癌。确定SLN可用蓝染料或放射性元素标记物为示踪剂。目前两种方法的联合使用，确定SLN的成功率92%~94.4%，假阴性率为0~0.21%。术中使用印片细胞学检查、快速冰冻病理检查或术中快速免疫组化测定，确定SLN是否转移，如果SLN阴性，则无须进一步行腋淋巴结清扫术，否则行常规腋窝淋巴结清扫术。

乳腺癌手术的治疗方式有哪些？

临床常用的乳腺癌手术的治疗方式大体上有5种术式，即乳腺癌根治术、乳腺癌扩大根治术、乳腺癌改良根治术、单纯乳房切除术及乳房部分切除术。

（1）乳腺癌根治术：切除全部乳腺组织，切除胸大肌及胸小肌；腋窝淋巴结被彻底清扫。自Halsted和Meyer创用乳腺癌根治术开始，本术式一直为国内外外科医师所采用，已成为国内外乳腺癌手术治疗的标准式式，其手术原则也成为乳腺癌手术治疗的基本原则。该手术原则是：①原发癌巢及区域淋巴结应做整块切除；②切除全部乳腺组织，同时广泛切除其表面覆盖的皮肤；③切除胸大肌及胸小肌；④腋窝淋巴结做彻底的扩清。

（2）乳腺癌扩大根治术：在乳癌根治术的基础上，切除胸骨旁（即乳内血管旁）的淋巴结。适应于原发癌位于乳腺的中央区或内侧区的患者，尤其临床检查腋淋巴结有转移的患者。常采用的术式有胸膜内式（Mascagni氏式）和胸膜外式（Urban 氏式）。

（3）乳腺癌改良根治术：切除全部乳腺组织，腋窝淋巴结被彻底地清扫，保留了胸大肌、胸小肌。

（4）单纯乳房切除术：是一种缩小的乳房手术，适用于导管内癌的治疗。

（5）保乳根治术：切除乳房肿块及其四周，病理证实切缘阴性，再加腋窝淋巴结清扫。

各种不同术式的治疗效果如何？

（1）乳腺癌根治术：据文献报告，其5年生存率为79.5%~85.5%，5年治愈率约为74%。

（2）乳腺癌扩大根治术：Ⅱ、Ⅲ期乳癌扩大根治术较根治术好。癌灶位于乳房中央及内侧的病例，扩大根治术的5年生存率比根治术的高7.3%，10年生存率比根治术的高14.9%。

（3）乳腺癌改良根治术：5年生存率及10年生存率也可达到90%以上。Ⅰ、Ⅱ期乳癌病例，无论是术后生存率还是复发率，乳腺癌改良根治术与乳癌根治手术并无明显的差异。

（4）单纯乳房切除术：适用于乳腺癌还在原位，无浸润者。

（5）保乳根治术：国际上多项临床荟萃分析都显示出保乳根治术与改良根治术疗效相同。

乳腺癌的手术适应证有哪些？

（1）乳腺癌根治术：现已少用。目前主要用于局部晚期的乳腺癌；Ⅱb

期至Ⅲb期而无禁忌证者。

（2）乳腺癌扩大根治术：目前已基本不用。乳腺癌位于乳腺的内侧区，肿块直径大于2cm以上者，术后可考虑对内乳区进行放射治疗。

（3）乳腺癌改良根治术：广泛适用于符合TNM分期Ⅰ期、Ⅱ期以及部分Ⅲ期而无手术禁忌证的患者。根据是否保留胸小肌，分为Auchincloss术式及Patey术式；如术中发现腋下转移淋巴结较多者，可改用保留胸大肌、切除胸小肌的Patey术式。

（4）乳腺癌单纯乳房切除术：主要适用于导管原位癌、老年人乳腺癌，还有一些不适合行改良根治术的浸润性乳腺癌。

（5）乳腺癌保乳手术：有保乳意愿、肿瘤可以完整切除并保证切缘阴性、获得良好美容效果、无放疗禁忌及罹患活动性结缔组织病的患者，均可以进行保乳手术。

乳腺癌的手术禁忌证有哪些？

禁忌证分为全身性的禁忌证及局部的禁忌证。

（1）全身性的禁忌证：①肿瘤已经发生了远处转移的病例；②患者的一般情况很差，已经出现恶病质者；③重要脏器（心、肺、肝脏、肾脏等）有严重的疾病，不能够耐受手术的患者；④年老体弱不适合手术者。

（2）局部病灶的禁忌证：①有以下5种情况中的任何一项者：皮肤橘皮样水肿超过乳房面积的一半以上；主癌灶周围皮肤可见结节型卫星癌灶；肿瘤直接侵犯胸壁；胸骨旁淋巴结肿大，并已经证实为转移；锁骨上淋巴结肿大，病理证实为转移。②有以下5种情况中任何2项以上者：肿瘤破溃；皮肤橘皮样水肿，占全乳腺面积的1/3以上；肿瘤与胸大肌固定；腋窝淋巴结最大直径超过2.5cm或者肿大淋巴结已经融合成团；肿大淋巴结已经与皮肤或者深部组织粘连。

乳腺癌手术的术前准备有哪些？

（1）心、肺、肝、肾等重要脏器检查，70岁以上患者常规24小时心电图。

（2）凝血功能全套检查。

（3）胸片及肝脏B超检查，排除乳腺癌远处转移。

（4）积极控制高血压、冠心病、糖尿病等慢性疾病。

（5）心理准备：术前将肿块的良恶性可能、乳腺恶性肿瘤的高治愈率、手术方法、可能的并发症、术后恢复过程、功能锻炼等交代清楚，以取得患者及其家属的信任和配合。

后期乳房再造方法有哪些？

乳腺癌手术切除1~2年后，无复发迹象者可进行乳房再造。后期乳房再造能做出理性判断，术后满意度较高，缺点是两次手术，费用高。乳房再造手术是利用自体组织移植或乳房假体重建因患乳房疾病或乳房切除术后引起的胸壁畸形和乳房缺损。自1992年美国食品和药品管理局限制使用硅凝胶乳房假体以来，应用自体组织移植再造乳房成为主流。有下腹直肌肌皮瓣、背阔肌肌皮瓣、臀大肌肌皮瓣和局部胸腹部肌皮瓣等方法。

乳腺癌术后 I 期乳房重建方式有哪些？

I 期重建（即时重建）：在乳腺癌改良根治术同时进行乳房重建，有假体植入、自体移植两种方法。①假体植入：是指应用乳房假体植入皮下或胸大肌下进行乳房再造。②自体移植，即自体肌皮瓣的转移，现在有两种：一种是背阔肌皮瓣，就是将患者同侧的背阔肌及组织转移过来，填充到乳腺；一种是腹壁下动脉穿支的腹直肌肌皮瓣，将腹壁较多的脂肪移至乳房。

什么情况下不宜行乳房Ⅰ期再造手术？

（1）有全身转移和局部复发，则不宜进行乳房再造手术。

（2）患者肿瘤本身偏晚，乳癌术后有高复发的危险因素，预计患者存活时间短者。

（3）乳癌患者乳房切除术后6个月以内，患者正处于放疗、化疗等抗癌治疗期间。

（4）大面积胸壁放射性损伤者。

（5）瘢痕体质者。

（6）正在妊娠或哺乳的患者。

什么是乳腺癌的放射治疗？

放射治疗是利用射线治疗乳腺癌的一项重要治疗手段，与外科相辅相成。随着放射治疗设备的改进，放射生物和放射物理的进展不断促成技术上的完善，且随着对乳腺癌生物学行为认识的进展，放射治疗在乳腺癌的综合治疗中的地位不断提高。

放疗在乳腺癌治疗中适用于：术前放疗、术中放疗、术后放疗、单纯根治性放疗、姑息放疗、治疗转移癌等几个方面。

（1）术前放疗：可以提高手术切除率，降低局部或区域性复发率及转移率。主要适用于某些原发癌较晚期的病例：①原发灶较大，估计直接切除有困难者；②肿瘤生长迅速，短期内明显增大者；③原发灶有明显皮肤水肿、溃疡或与胸肌粘连者；④腋窝淋巴结较大或与皮肤及周围组织明显粘连者；⑤应用术前化疗肿瘤退缩不明显者。实施术前放疗，可以杀伤一定数量的癌细胞，缩小癌肿体积；使癌肿周边细胞丧失活力，杀伤侵入淋巴管内的癌细胞，有利于手术彻底切除；使原发灶及转移灶受到抑制，肿块局限，从而减少手术操作引起血行播散的可能性，提高生存率。

（2）术中放疗：可以减少局部皮肤放射性损伤，减少局部复发。对于某些较晚期的病例，在手术切除及腋窝淋巴结清扫后，在术中实施整个术野的放射治疗，剂量较大，然后缝合皮肤。这样做可以一次性杀灭残存的癌细胞，防止术后复发，延长生存期。

（3）术后放疗：可以减少局部和区域性复发，限制远处转移，可以降低Ⅱ期病例局部和区域性复发率。适用于：①单纯乳房切除术后；②根治术后病理报告有腋中群或腋上群淋巴结转移者；③根治术后病理证实转移性淋巴结占检查淋巴结总数一半以上，或有4个以上淋巴结转移者；④病理证实乳内淋巴结转移者；⑤原发灶位于乳房中央或内侧者。

在手术后，对术野和腋窝淋巴结、锁骨上淋巴结实施放射治疗，可以杀灭残存的癌细胞，提高治愈率。对某些早期病例，可以采用小范围的癌肿切除，加术后放疗，既保持乳房整体外形和上肢功能，又同时达到了根治的目的。对某些较晚期的病例，在接受乳腺癌根治术后，实施放射治疗，可以限制残存肿瘤细胞的转移和复发。

（4）单纯根治性放疗：对某些年迈体弱的Ⅰ、Ⅱ期乳腺癌患者，同时又患有心血管疾病或其他内脏疾病而不适宜手术者，可以实施根治性放疗。

（5）姑息放疗：对某些已经丧失手术机会的乳腺癌病例，仍然可以实施放射治疗，以达到抑制肿瘤发展、控制病情、延长生命的目的。

（6）治疗转移癌：放射治疗是目前为止治疗骨转移疼痛的最好方法。对脑转移也可以起到抑制肿瘤生长、延长生命的作用。

乳腺癌放射治疗在乳腺癌治疗中的地位如何？

患者在全乳切除与辅助性化疗后再接受术后放疗，不但可以降低局部晚期（淋巴结≥4个）患者的10年局部复发率，而且可以提高只有1~3个腋窝淋巴结阳性、原发灶较小的患者的10年生存率。目前导管内原位癌患者有增多的趋势，保乳根治术日渐增多，术后进行的辅助性放疗可明显降低肿瘤的局部复发率，提高保乳成功率。

常见的乳腺癌放疗并发症有哪些？

（1）放射性皮炎：在放射治疗期间，患者应当注意保持照射皮肤的清洁，注意用清水清洗，不用肥皂等刺激性物品，忌讳用力擦洗局部皮肤，以免皮肤破溃。清洗后可在局部涂少许油脂防护品，以防皮肤干燥。

（2）放射性肺炎（肺纤维化）：在放射期间发生干咳、胸闷、气喘、发热等时，应当及时做X线胸部检查。轻度病变时可以对症治疗，严重时需要给予糖皮质激素治疗。

（3）消化道反应：在放疗期间，患者应当多饮水，多食新鲜蔬菜、水果，保持充足的营养。在出现食欲障碍时，可以补充多种维生素，给予少量胃动力药，促进胃肠蠕动。

（4）骨髓抑制：在放疗期间，应当每周检查血液指标；给予充足的营养和丰富的维生素。在发生骨髓抑制时，可以给予维生素B_4、维生素B_6等促进白细胞生长的药物治疗。雄性激素或黄体酮对刺激骨髓造血功能具有较好的作用。

乳腺癌的化学治疗在乳腺癌治疗中的地位如何？

乳腺癌在全球死亡率的明显下降，主要原因一方面是乳腺钼靶、B超普查被广泛接受和开展，提高了早期乳腺癌的发现率。另一方面则主要归功于乳腺癌系统性辅助治疗，包括辅助化疗和辅助内分泌治疗。因为乳腺癌是一种全身性疾病，根治手术只能解决局部问题，以蒽环类化疗药物为主的化疗使乳腺癌预后明显改善，乳腺癌已成为一种可能治愈的癌症。术后系统性辅助化疗可杀灭肿瘤在胸壁皮肤、未被清扫的区域淋巴结以及远处脏器内的亚临床微小转移灶，降低或推迟局部复发或远处转移的机会，并达到提高患者生存率和延长生存期的目的。局部晚期乳腺癌的新辅助化疗，肿瘤的病理完全缓解率为4%~30%。在降低局部复发和提高长期生存率方面是具有优势的。

什么是乳腺癌的化疗？

乳腺癌是一种全身性的疾病。当然在癌症的早期只是在某一确定的部位出现局限性的癌巢，进一步发展可以波及全身（转移）而成为一种全身性的疾病。而化疗是乳腺癌全身性治疗的最佳治疗方法。

化学治疗方法（简称化疗）是20世纪初德国的近代治疗学家首先使用的名词。化疗是利用化学药物杀死肿瘤细胞、抑制肿瘤细胞的生长繁殖和促进肿瘤细胞的分化的一种治疗方式，它是一种全身性治疗手段，对原发灶、转移灶和亚临床转移灶均有治疗作用。抗癌药物经静脉注射或口服进入血液，随血流被运至周身，攻击体内隐藏的癌细胞将其破坏。无论是身体什么地方存在有癌细胞，抗癌药物都可以将其全部破坏，所以有良好的全身治疗效果。这些特殊的药物可杀灭肿瘤细胞，有时称为细胞毒药物。许多化疗药物来源于自然，如植物，还有一部分是人工合成。目前已有超过50种化疗药物，如常用的有：表阿霉素、阿霉素、柔红霉素、丝裂霉素、氟尿嘧啶脱氧核等。这些药物经常以不同的强度联合应用。

需要指出的是，化学治疗方法有着不可避免的副作用，但是尽管如此，其在乳腺癌的治疗及延长患者的生命方面还是疗效很好的。近年来，关于肿瘤化疗药品的研究发展很快，特别是在乳腺癌分子靶向治疗方面的研究进展，使乳腺癌的化学治疗在综合治疗中的前景更加广阔。

乳腺癌的化疗方案有哪些？

目前浸润性乳腺癌常用的化疗方案有：①AC-P方案：多柔比星、环磷酰胺、紫杉醇；②TC方案：多西他赛、环磷酰胺；③EC方案：表柔比星、环磷酰胺；④FEC-T方案：5-Fu、表柔比星、环磷酰胺、多西他赛；FEC-P方案：5-Fu、表柔比星、环磷酰胺、紫杉醇；⑤TEC方案：多西他赛、表柔比星、环磷酰胺；⑥AC-T方案：多柔比星、环磷酰胺、多西他赛；⑦CMF方案：环磷酰胺、甲氨蝶呤、5-Fu等。

什么是乳腺癌的新辅助化疗？

新辅助化疗即术前化疗，对局部晚期乳腺癌进行先化疗再手术，主要优点是：①使晚期肿瘤缩小，降低临床分期，获得保乳手术机会。②可术前了解肿瘤对化疗的敏感性。术前化疗可控制微小转移病灶，减少手术导致癌细胞播散的可能。

乳腺癌的单一化疗药物有哪些？

临床常用的单一有效的乳腺癌化疗药物主要有：环磷酰胺（CTX）；表阿霉素（EDM）；氟尿嘧啶（5-Fu）；甲氨蝶呤（MTX）；多西紫杉醇；紫杉醇、诺维本、希罗达等。

晚期乳腺癌的联合化疗方案有哪些？

晚期乳腺癌的联合化疗方案应考虑以下几点：①药物单独应用时对乳腺癌有效；②不同的作用机制；③毒性不重叠，但毒性谱扩大。目前对晚期乳腺癌应用的联合化疗方案主要有：TEC（T紫杉醇类、EDM表阿霉素、CTX环磷酰胺）、TX（T紫杉醇类、X希罗达）、NX（N诺维本、X希罗达）及联合选择的化疗方案。

如何评价各种不同化疗方式的治疗效果？

（1）乳腺癌的术前新辅助化疗：一是可以缩小肿块，为保乳手术创造有利条件，二是术前了解化疗对肿瘤的敏感性，三是尽早控制体内已存在的微小转移癌灶，减少术后的复发和播散。

（2）乳腺癌的术后辅助化疗：国际上多项临床研究的荟萃分析明确了辅助化疗组与对照组相比，无复发生存率和总生存率均显著高于对照组。

绝经后患者对化疗的敏感性低于绝经前。

（3）晚期乳腺癌的化疗：其治愈率很低，大多数的患者最终耐药而治疗失败。晚期乳腺癌化疗所期待的姑息性疗效可达50%以上，可以延长患者的生存期，改善生活质量。

怎样根据实际情况选择不同的化疗方式？

（1）乳腺癌的手术前新辅助化疗：乳腺癌的手术前化疗是有其疗效的，但应慎重实施，因为：①目前尚未确定乳腺癌术前化疗的最佳化疗方案，以及应给多少周期或疗程最合适，化疗前对每一个具体患者的疗效也无法判定，但是在已经明确乳腺癌诊断后的化疗过程中由于原发癌灶的存在，不能够排除发生转移的可能性；②抗癌药物所致的毒副作用可以降低患者的手术耐受能力、抗感染能力以及刀口愈合能力；③在部分患者由于化疗所致的癌巢或淋巴结的纤维化给实施手术操作增加了一定的难度。综上所述，笔者认为对于能够手术切除的乳腺癌患者应尽早实施手术切除，而后辅以辅助化疗。对于较晚期的乳腺癌，在原发癌灶切除有困难的病例，应当实施术前化疗，以期降低癌瘤的期别，从而获得手术切除。

（2）乳腺癌的手术后化疗：乳腺癌患者手术后是否需要化疗，要依据手术后的病理检查结果而定。日本文献认为，在可能获得治愈切除的Ⅰ、Ⅱ、Ⅲ期乳腺癌中，Ⅰ期乳癌的乳癌根治术后5年生存率为90%~95%，Ⅱ期乳癌的术后5年生存率为75%~80%，Ⅲ期乳腺癌的术后5年生存率为30%~40%，故从乳癌根治术后5年生存率来看，对于Ⅰ期乳癌手术后可以不必实施辅助化疗，而对于Ⅱ、Ⅲ期乳腺癌术后应实施有效的辅助化疗。但是近年来人们已认识到乳腺癌是全身性的疾病，即使是无淋巴结转移的Ⅰ期乳癌，仍然有10%~16%死于血行转移。此外由于乳癌的早期发现及人们对乳房外形越来越重视，乳腺手术已经趋于缩小，所以亦有人认为Ⅰ期乳癌的手术后是否需要化疗要依据具体的情况而定，例如术后病理发现已有血管及淋巴管浸润，或者实施的并不是乳癌根治术而是缩小的乳腺切除术等情况，仍然需要术后辅助化疗。

美国国家卫生研究所（DNH）于1985年9月9日~11日召开了一个乳腺癌辅助化疗学术进展讨论会，会议认为辅助化疗和内分泌治疗是乳腺癌患者的有效的治疗方法。并提出了如下适应证：①腋窝淋巴结阳性的绝经前妇女，不论雌激素受体情况如何，均用已规定的联合化疗，应当作为标准的处理方案。②腋窝淋巴结阳性和雌激素受体阳性的绝经后妇女，应当首选内分泌治疗。③腋窝淋巴结阴性的绝经前妇女，并不普遍推荐辅助化疗。但对某些高危的患者，应当考虑辅助化疗。④腋窝淋巴结阳性而雌激素受体阴性的绝经后妇女，可以考虑化疗，但不作为标准方案推荐。⑤腋窝淋巴结阴性的绝经后妇女，不论其雌激素受体水平如何，没有常规化疗的指征，但某些高危患者应当考虑辅助化疗。

（3）晚期乳腺癌的化疗：一般认为，晚期乳腺癌化疗的姑息性疗效可以达50%以上，可以使生存期延长，生活质量提高，故对于晚期乳腺癌应进行姑息性化疗。晚期乳腺癌患者在内分泌治疗无效，或雌激素受体阴性、病变发展较快，从手术到复发时间短，尤其在小于1年内出现内脏的3处转移癌灶时，适用于化疗。绝经前，雌激素受体阴性的晚期乳腺癌患者应首选化疗。

从给药途径来看，口服抗癌药物产生的化疗副作用虽然较小一些，但是由于药物要经过消化道吸收，其疗效也有差异。在患者身体状况允许的条件下以采用静脉给药化疗方法为佳。

经锁骨下动脉及胸廓内动脉入路的动脉化疗方法是一种有效的局部化疗方法。对于已失去手术时机的进展期乳癌及局部复发的乳癌可以考虑实施动脉化疗方法。

患者年龄与化疗疗效的关系如何？

一般来说化疗的疗效主要与肿瘤对药物的敏感性决定。化疗疗效与患者年龄没有相关性。绝经后患者对化疗的敏感性低于绝经前。

常见的化疗毒副作用有哪些？

抗肿瘤药物的毒副反应主要分为两大类，近期反应和远期反应。

近期反应包括即刻、早期和间期反应，发生在给药的4周之内。包括局部反应（局部静脉炎）、造血系统的损害（主要为骨髓抑制的表现）、消化道反应、心脏毒性、免疫抑制、泌尿系统损害、神经系统损害等等。

远期反应包括肺的纤维化、心肌炎、对生育的影响、致畸胎作用等等。

在乳腺癌的化疗中，常见的化疗毒副反应主要是骨髓抑制、消化道反应和心脏毒性。

骨髓抑制是最常见的，表现为各种血细胞数的减少。一般在用药后的7~10天出现粒细胞下降，14~28天恢复，有时时间更长一些。粒细胞下降后的主要危险是感染，当粒细胞绝对数小于1×10^9/L时，感染的机会更大。血小板减少较粒细胞下降出现少，当血小板<20×10^9/L时，为出血的高危险期，血小板数量为（20~50）$\times 10^9$/L时则为低危险期。消化道反应是很常见的，一般认为是抗癌药物刺激了"化学感受器区"后反射性地引起"呕吐中枢兴奋"，临床上表现为厌食、恶心、呕吐，其发生率约在80%左右。常在用药后1小时开始，持续24小时，有时可以连续2~3天。严重者可以导致电解质紊乱，加重营养不良及恶病质。此外，有的药物还可能引起口腔溃疡、食管炎、结肠炎等消化道症状。

造成心脏毒性的化疗药物主要是蒽环类药物，主要是以ADM为代表的。另外，高剂量的CTX、MMC、DDP、5FU、阿糖胞苷等化疗药物也有可能引起心脏毒性。有人认为自由基可以导致心肌细胞膜或线粒体生物膜上磷脂质中不饱和脂肪酸发生过氧化反应、改变膜结构和通透性引起的心脏毒性。而ADM在人体内还原为半醌自由基，继而产生氧分子自由基，对心脏产生毒性。

由于新的化疗药物的开发，化疗技术的进步，联合用药以及采用预防用药来控制化疗毒副作用的发生，现在临床上发生化疗毒副作用的情况已有所减少。国外有关乳腺癌化疗的文献报告亦同。

化疗反应与疗效是否成正比？

严格来说，化疗的剂量与疗效有一定的相关性，化疗的反应即化疗副作用的轻重与疗效没有相关性，而且化疗反应可以通过对症治疗减轻或缓解。

怎样处理各种化疗毒副反应？

对于出现的化疗毒副反应，如果没有及时处理便有可能给患者带来不必要的痛苦，妨碍化疗的继续实施，严重的毒副反应甚至可能危及患者生命。在掌握处理各种化疗毒副反应方法的同时，还应掌握用药的剂量、给药方法、联合用药及预防用药方法，减少和预防毒副反应的发生。

（1）骨髓抑制：可在化疗前后预防性应用粒细胞集落刺激因子，若发生四度骨髓抑制，可适量应用小剂量地塞米松和抗生素。

（2）消化系统毒副反应：个别敏感性较高的患者可在化疗当日和化疗后前3天使用昂丹司琼（枢复宁）等中枢性镇吐药物，加上甲氧氯普铵（胃复安）、维生素B_6等止吐药；对于患者出现的口腔溃疡、结肠炎等消化道症状，处理的方法是鼓励患者进食，注意口腔卫生，加用四氢叶酸类的解毒剂。

（3）心脏毒性：造成心脏毒性的化疗药物主要是蒽环类药物。首先要控制好累计剂量。每次化疗前都需要做常规心电图检查。对已经发生心脏异常情况者，需减量或停药；必要时行心脏超声检查，了解左心射血分数，如果患者有高血压、心脏病等伴随疾病时，使用时要更加谨慎。

什么是乳腺癌的内分泌治疗？

乳腺癌是人类肿瘤中少数几种对内分泌治疗有反应的肿瘤，通过近百年的努力，乳腺癌的内分泌治疗已经从早期一个无足轻重的缺乏针对性的治疗发展成为一种独立的依赖激素受体状况来指导临床应用的可预见性的治疗。内分泌治疗方式多样、副作用小、疗效显著、疾病缓解时间长、患者耐受性好，不仅可延长部分晚期乳腺癌患者的生存时间，改善其生活质量，而且作为乳腺癌的辅助治疗手段之一，被常规用于激素受体阳性乳腺癌患者的辅助治疗，成为乳腺癌综合治疗的重要组成部分。内分泌治疗，也能有效地延长部分患者的生存时间，延缓肿瘤的复发和转移。

内分泌治疗的作用机制与化疗不同，内分泌治疗主要是通过降低体内雌激素水平或抑制雌激素的作用而达到抑制激素依赖性肿瘤细胞生长的作用。通过切除某些内分泌腺体（双侧卵巢切除去势）减少内源性激素的产生，或应用某些药物，如三苯氧胺竞争性地抑制雌激素对乳腺癌细胞的刺激，从而有效地抑制某些肿瘤细胞的分裂增殖。

乳腺癌辅助内分泌治疗可以根据其作用机制可分为以下3类：①选择性雌激素受体调变剂；②芳香化酶抑制剂（AIs）；③卵巢去势。目前辅助内分泌治疗主要以药物治疗为主。内分泌治疗作用速度较化疗慢，获得部分或全部缓解常需要数周或数月。如果应用内分泌治疗有效的患者，其缓解程度、生存的质量均较应用化疗的病例疗效为好，且患者易于坚持治疗。

乳腺癌的内分泌治疗方式有哪些？

乳腺癌的内分泌治疗方式包括去除内分泌腺体的治疗及内分泌药物治疗。

（1）去除内分泌腺体的治疗：是指实施外科手术切除或放射线照射分泌促进乳腺癌生长的激素（或其前身）的器官，包括卵巢切除术、肾上腺切除术和垂体切除术及上述器官的放射线照射治疗。目前较常用的为双侧卵巢切除术。有的作者认为，双侧卵巢切除术是治疗绝经前和绝经期妇女的标准首选方法，这一方法切断了雌激素的主要来源，手术过程安全，并可立即显示疗效。对于具有手术禁忌证的患者可予行放射去除内分泌腺体。由于去除内分泌腺体的治疗会导致暂时的和长期病态，也由于药物治疗的进展，除绝经期前病例采用卵巢切除术外，其他如垂体切除术、肾上腺切除术已极少采用。去除内分泌腺体的治疗很少得到完全的治愈，但可使一些患者的疾病得到数年的控制。

（2）内分泌药物治疗：自从合成的雌激素和雄激素问世以来，乳腺癌的内分泌药物治疗才真正得以开展。尤其是能阻断雌激素结合和抑制肾上腺功能药物的发展，使手术切除内分泌器官的应用明显减少，而药物治疗则成为乳腺癌内分泌治疗的主要手段。这些药物可以产生与手术相同的疗效，又没有手术的危险和并发症，停药后可以恢复原腺体的功能，药物毒性小，因此近年来已经被广泛应用。用于乳腺癌内分泌治疗的药物包括性激素类药物如雌激素、雄性激素、黄体素及肾上腺皮质激素，抗雌激素药物如三苯氧胺，抑制雌激素合成药物如氨鲁米特等。抗雌激素药物和抑制雌激素合成药物目前在临床上已经逐步代替了性激素药物和内分泌手术治疗。由于这些药物疗效好，副作用小，可以长期使用，已经广泛应用于临床。

内分泌治疗在乳腺癌治疗中的地位？

内分泌治疗是乳腺癌的重要治疗手段。ER或PR阳性的浸润性乳腺癌患者，无论其年龄、淋巴结状态或是否应用辅助化疗，都应考虑内分泌治疗。转移性乳腺癌患者常常经历过化疗和放疗，在某些内脏转移患者一般情况差，不能耐受化疗，选用内分泌治疗副作用小，患者生存质量高，治疗疗效也较好。

内分泌治疗与其他辅助治疗的顺序是怎样的？

对于内分泌治疗与其他辅助治疗的顺序问题，有研究证实辅助内分泌治疗与化疗同时应用可能会降低疗效。因此一般在辅助化疗之后使用，但可以与放疗以及曲妥珠单抗治疗同时应用。

芳香化酶抑制剂的适应证是什么？

芳香化酶是细胞色素P_{450}酶的一种，广泛存在于卵巢、肌肉、肝脏和肿瘤组织中，是催化雄激素转化为雌激素的关键酶。绝经后主要由肾上腺分泌的雄激素经芳香化而成。芳香化酶抑制剂主要用于绝经后激素受体阳性的乳腺癌患者。

常用的预防性去势方法有哪些？

乳腺癌常用的预防性去势方法有3种，即手术切除卵巢去势、放射去势方法及药物去势法。手术切除卵巢是快而有效的方法，副反应小，术后可能有绝经后的综合症状。放射去势是通过照射卵巢使卵巢失去功能而达到去势目的的治疗方法。药物去势是用诺雷得，一种合成的、促黄体生成素释放激素的类似物，长期使用可抑制垂体的促黄体生成激素的分泌，使卵巢功能被抑制。

常用的抗雌激素药物有哪些？

目前临床上最常用的抗雌激素药物是三苯氧胺（TAM）和法乐通。其他的抗雌激素药物还有氯米芬、萘氧啶、曲利昔酚甲磺酸盐等，临床较为少用。

抗雌激素药物治疗乳腺癌的机制是什么？

以三苯氧胺（TAM）和法乐通为例，其治疗乳腺癌的机制是在肿瘤细胞水平与雌二醇竞争性结合雌激素受体，在细胞浆内形成TAM-ER复合物，继而进入细胞核内，影响DNA和mRNA的合成，从而抑制癌细胞的增殖。法乐通与三苯氧胺相仿，在分子结构上多了一个甲基，使得药物进入体内的代谢与三苯氧胺不同，治疗效果相同，副作用更小。

三苯氧胺治疗乳腺癌的指征是什么？

大量实验和临床研究证实，三苯氧胺是绝经前雌激素受体和孕激素受体阳性患者最有效的抗雌激素药物，乳腺癌手术后的患者，激素受体检测阳性的话，应该服用三苯氧胺，每次10mg，每日2次，连用5年则可减少46%的复发转移率和死亡率。同时三苯氧胺还可防止对侧乳腺癌的发生率。

使用三苯氧胺治疗乳腺癌应注意哪些副作用？

三苯氧胺主要副作用有3个方面：对子宫内膜的刺激，使阴道分泌物增多，子宫内膜增厚；对血液系统的影响，增加血液的黏稠度，老年患者有栓塞的可能；肝功能等消化道反应。

雌激素合成抑制剂治疗乳腺癌的机制是什么？

临床上常用的雌激素合成抑制剂有氨基导眠能，其治疗乳腺癌的机制是：①抑制肾上腺皮质激素合成的作用，阻滞胆固醇转变为雄烯二酮；②氨基导眠能还是一种强力的芳香化酶抑制剂。绝经后女性的雌激素，主要由肾上腺分泌的雄激素前体雄烯二酮经芳香化酶转变而来，氨基导眠能对此酶转变为雌激素有抑制作用，从而切断绝经后女性体内雌激素的主要来源，结果使体内的雌激素水平进一步降低。近年来，发现氨基导眠能同时具有在周围组织中抑制芳香酶的作用，从而抑制雄性激素转化成雌激素，因此绝经后的女性应用氨基导眠能后几乎可以完全抑制雌激素的合成，从而可以完全替代肾上腺切除术以治疗晚期乳腺癌。③能加速糖皮质激素（如地塞米松、泼尼松）的代谢，使人体血液中可的松水平降低。

怎样根据实际情况选择不同的内分泌治疗方式？

如何在临床治疗中正确地运用内分泌疗法？首要的前提是必须确定癌细胞是否有雌激素受体（ER）。如果ER阴性，则最好不将内分泌疗法作为首选治疗方案；如果ER阳性，而且含量较高，则应当考虑如何恰当合理地应用内分泌疗法。

选择内分泌疗法的原则是有效、低毒，还要结合患者的年龄、月经、体力等状况综合考虑。由于体内雌激素代谢周期较长，因此内分泌治疗从开始应用到显效需要有一个延缓期，在临床治疗中应当考虑在此期间如何与其他治疗巧妙结合。一般而言，晚期乳腺癌患者的内分泌治疗的试用顺序为：

（1）绝经前患者：三苯氧胺（TAM）+卵巢切除术——孕激素类——氨基导眠能（AG）。

（2）绝经后患者：三苯氧胺（TAM）——孕激素——氨基导眠能（AG）——雌激素。

（3）作为乳腺癌术后的辅助治疗：三苯氧胺（TAM）+卵巢切除术。

总之，内分泌治疗对于晚期乳腺癌，尤其是ER阳性患者具有较好的疗效，能够提高患者的生存率和存活时间。特别对伴有骨转移（雄激素）、软组织播散（孕激素）所引发的疼痛具有一定的疗效。对于绝经前的患者，采用卵巢切除术对提高乳腺癌患者的治愈率有一定的帮助。药物治疗的关键是要测定癌组织的ER情况，同时坚持长时间地给药，保持内分泌抑制的稳定性是治疗成功的重要环节。

什么是乳腺癌的免疫疗法？

在人体中存在一类物质（包括细胞、蛋白和多种活性因子等），它们相互传递信息，共同担当着抗御机体外来物侵犯，清除机体病变、衰老细胞和有害物质，维持机体内环境的净化和稳定的任务，这就是免疫系统。免疫疗法就是通过对人体免疫系统的激活和调节，进而治疗疾病的方法。

乳腺癌的免疫疗法被认为是继手术、放疗、化疗之后，癌症治疗的第四种模式。由于癌细胞是从正常细胞发生基因突变而来，所以大部分癌细胞膜的表面仍带有正常细胞的免疫特征，没有外来病原体所特有的抗原性，使之能够躲过免疫防御系统的识别、攻击和杀伤，癌细胞因而可以无所顾忌地恶性增殖。免疫疗法就是通过多种途径、方法，调动机体免疫系统，使之能够对癌细胞进行识别，并发挥杀伤肿瘤的作用。

由于免疫疗法需要应用生物工程技术及其有关方法，生产出类似人体免疫调节物的蛋白质、肽类、细胞，用于治疗恶性肿瘤，又称为生物治疗（biotherapy，BT）。生物治疗是传统肿瘤免疫和现代免疫生物学、分子生物学、生物工程技术相结合的产物。一般认为凡可直接或间接用于修饰和改变人体与肿瘤的相互关系，强化人体防御系统对肿瘤细胞的生物应答和识别，使之保护机体杀伤肿瘤，而产生治疗效果的物质都称之为"生物应答调节因素"（BRM）。

免疫疗法是通过从体外补充、诱导或活化机体内本来固有的生物应答调节（BRM）系统，活化和调动具有细胞毒活性的生物活性细胞/因子，以调整各种免疫杀伤性的生物反应。

（1）生物治疗的主要作用机制是：①向体内注入免疫效应细胞和介质，以增强宿主的防御能力；②增强或恢复宿主的抗癌效应因子作用，减少对宿主的有害成分；③通过修饰过的肿瘤疫苗增加细胞对宿主抗瘤效应的敏感性，增强机体的应答能力；④减少肿瘤恶性转化和转移，促进肿瘤分化成熟，使之向正常细胞转化；⑤控制血清中的免疫抑制因子，抑制肿瘤细胞产生的促生长因子。

（2）目前主要的免疫调节方式有：①激活巨噬细胞和中性粒细胞；②诱导NK细胞活化；③诱导T细胞的分化增殖；④通过产生各种细胞因子，进一步活化细胞毒活性细胞。

（3）临床常用的生物制剂种类有：①免疫调节剂：包括细菌浸出物、

病毒、植物多糖、生物化合物等；②淋巴因子/细胞因子：包括干扰素、白细胞介素、肿瘤坏死因子、克隆刺激因子等；③效应细胞：包括有巨噬细胞、辅助T细胞、细胞毒T淋巴细胞、肿瘤浸润淋巴细胞、淋巴因子活化的杀伤细胞、自然杀伤细胞等；④肿瘤相关抗原：特异性主动免疫制剂；⑤单克隆抗体及其交联物。

目前，肿瘤的免疫治疗虽然是非常活跃的研究领域，但由于免疫识别和特异性攻击杀伤等问题尚未解决，因而在临床治疗中，免疫疗法依然处于辅助地位。免疫疗法必须配合手术、放疗、化疗的进程，共同达到彻底杀伤肿瘤、治愈癌症的目的。

什么是生物靶向治疗？

生物治疗以及生物化疗是继传统治疗手段之后新兴的肿瘤治疗方法。随着分子生物学和生物工程技术划时代的进步，生物治疗和生物化疗迅速兴起和发展，现已成为继传统治疗模式后的第四大模式。靶向治疗是以肿瘤的原癌基因产物或其信号传导通路为治疗的靶点，通过单克隆抗体或酶抑制剂来阻断信号转导通路，从而达到抑制肿瘤生长的目的，并以其治疗的高特异性和相对较低的毒副反应为乳腺癌的治疗开辟了一个新天地。

国外的医学科学工作者在对人类表皮生长因子受体（Her-2）的研究中，发现通过抗Her-2的单克隆抗体可以显著地抑制有这种蛋白高度表达的人类乳腺癌细胞的生长，作用于乳腺癌细胞的Her-2/Neu表面蛋白，干扰其生物学进程，最终导致其死亡，即乳腺癌的生物靶向治疗。

Her-2，人类表皮生长因子受体-2，是一种受体型的酪氨酸激酶。在20%~30%的乳腺癌中具有Her-2受体的过度表达。Her-2过度表达细胞表面的Her-2蛋白水平较周围正常乳腺上皮细胞高出数十倍乃至数百倍。Her-2是乳腺癌的预后因子，它的阳性状态与乳腺癌预后差相关。因为上述原因，提示Her-2可以作为治疗靶位。

赫赛汀（Herceptin）是抗Her-2的单克隆抗体，主要适宜人群是Her-2

过度表达［免疫组化（3+）、荧光原位杂交FISH阳性］的乳腺癌患者，该人群约占所有乳腺癌患者的20%~30%。已经完成的几项Ⅱ期临床试验表明Herceptin与化疗联合用于Her-2高表达的转移性乳腺癌，具有较好的临床获益及安全性，一次多中心国际临床试验（H0648g）已经报告了中期结果，Her-2高表达的转移性乳腺癌化疗加Herceptin联合治疗较单独化疗组缓解率提高23%~32%，中位疾病进展时间延长了3个月，两年总生存率也有显著提高。

Herceptin作为一种靶向性生物治疗药物，为Her-2阳性转移性乳腺癌患者提供了重要的临床疗效，这些疗效大大超过了那些传统的细胞毒化疗药物，越来越多的证据支持，Herceptin是一种治疗转移性乳腺癌的重要药物，能产生比较好的临床效果，提高生存率。

中医治疗乳腺癌有哪几种方法？

中医治疗乳腺癌有4种模式：祛邪、祛邪扶正、祛邪增效、扶正减毒。具体可以分为内服药、外用药和其他疗法。①内服药法：是充分利用中医辨证论治的优势，采取调整癌症患者全身脏腑、气血、经络、阴阳失调的药物内服，以达到治疗疾病目的的治疗方法。②外用药法：是利用传统流传有效的药物对乳腺癌进行局部外敷的治疗方法。主要选用一些有小毒的中药组方。③其他疗法：包括针灸、按摩、导引、气功等。目前，这些疗法对乳腺癌是否有直接的治疗作用，仍在探讨中。

中医如何对乳腺癌进行辨证论治？

通过对大量临床资料总结分析，中医大体将乳腺癌的临床表现分为4个证型：肝气郁结、冲任失调、毒热蕴结、气血亏虚。

（1）肝气郁结型：肝郁气滞而胸胁胀痛，急躁易怒，舌质正常或有瘀点，舌苔薄黄或薄白，脉弦有力。治疗以疏肝解郁，健脾消核为主。

（2）冲任失调型：表现为月经不调，腰膝酸软，舌淡或紫暗，苔薄，脉濡细无力或涩。治以健脾利湿，软坚散结为主。

（3）毒热蕴结型：表现为身心烦热，便干溲赤，舌绛红，苔薄黄或中剥，脉弦数。治以清热解毒，活血化瘀为主。

（4）气血亏虚型：表现为心悸气短，形消体瘦，神疲乏力，不思饮食，舌淡或绛，苔薄或黄苔，脉沉细无力。治以调理肝脾，补气养血为主。

中医如何对乳腺癌进行对症治疗？

中医治疗乳腺癌除了上述的辨证分型论治之外，还可以对症治疗。

（1）乳腺癌术后身体虚弱，则宜调补气血为主，兼以解毒攻邪。药用：党参、白术、茯苓、当归、生地、白芍、何首乌、生黄芪、黄精、山药、白花蛇舌草、半枝莲等。

（2）化疗后骨髓抑制，白细胞计数减少，治疗宜予养血生血为主，佐以解毒。药用：生黄芪、当归、党参、茯苓、何首乌、生地、熟地、黄精、补骨脂、鹿角胶、菟丝子、半枝莲、露蜂房等。

（3）化疗后食欲降低，恶心呕吐，治疗宜健脾和胃为主，佐以解毒。药用：陈皮、半夏、茯苓、山药、鸡内金、白术、苏子梗、竹茹、砂仁、生薏苡仁、天花粉、山慈菇等。

（4）术后患侧上肢淋巴水肿，治疗宜益气活血，通络消肿为法。药用：黄芪、当归、赤芍、川芎、地龙、莪术、生薏苡仁、路路通、桑枝、丝瓜络、炮山甲、泽兰等。

可以用于治疗乳腺癌的中成药有哪些？

可用于乳腺癌治疗的中成药有小金丹、醒消丸、平消片、至灵胶囊、益肾合剂、扶正解毒冲剂、天仙丸等。这些中成药大多为扶正解毒并举，标本同治，对于调整患者的机体状态，在放化疗过程中减毒增效有良好的效果。最好在有经验的中医师的指导下服用上述中成药。切记不可由于认为中药的毒副作用小而随意用药。

如何运用中医的外治法治疗乳腺癌？

在乳腺癌治疗中，中医的外治法疗效有限，仅作为内服药物治疗和其他治疗的辅助方法。临床应用外治法治疗乳腺癌多作为辅助的治疗手段，如用于乳腺癌术后创面愈合欠佳者，予生肌散、白玉膏、外用溃疡散等助其愈合。

中医中药治疗乳腺癌应注意些什么？

近年来，随着中西医的融会贯通和对乳腺癌疾病的认识不断发展，中医与西医都在努力发挥各自的特长，有机地将二者结合起来，以提高治愈率，延长患者生命，减少治疗毒副作用。中医中药治疗的优势是在诊断和治疗中注重对患者全身脏器功能失调的调整，以提高机体的抗病能力为主要研究方向，没有明显的毒副作用；劣势是治疗方法缺乏针对性，清除肿瘤病灶不能令人满意。因此局部癌灶的抗癌治疗以手术、化疗、放疗、内分泌治疗为主；在患者全身调理、提高患者生存质量方面，则以中医中药治疗为主。所谓"包治百病"或"包治各种癌症"的中医疗法或方药是不可信的。因为即使是纯粹的中医理论，也要讲究"辨证施治"，"有是病，用是药"是自古以来中医治疗的基本原则。在中医浩繁的文献中，从来就没有包治百病的"仙药"。切忌"病急乱投医"，听信所谓的"偏方治大病"而贻误治疗。

对晚期乳腺癌患者应怎样综合治疗？

晚期乳腺癌是指已经有明确远处转移的病例，此时多数患者状况较差，对一系列治疗打击的承受力下降。因此，如何制订综合治疗方案，对治疗的成功和患者的预后十分重要。

（1）一般认为，化疗+手术+放疗+内分泌治疗是稳妥的方案。术前应用化疗或局部放疗，使原发肿瘤缩小，或使转移灶得到一定程度的控制，可以使原来不可手术的病例获得手术机会；术后的辅助性化疗及放疗，可以减少术后发生转移或复发的机会，提高生存率。对乳腺癌晚期病例中的绝经前且雌激素受体检测阳性者，及早施行卵巢切除术是必要的。

（2）中医中药治疗常可较好地缓解症状，减轻以上各种治疗带来的毒副反应，增强放化疗的治疗效果，在一定程度上延长患者的生命，提高生活质量，因此也是值得提倡的。

（3）对症治疗也是晚期乳腺癌的重要治疗手段之一。如晚期乳腺癌患者可能出现局部溃疡、剧烈疼痛，则应予局部适当的外治及止痛疗法；出现远处脏器转移时，应根据转移脏器受累后所出现的症状进行治疗；至后期出现恶病质时，应予支持疗法。

（4）在对晚期乳腺癌患者的治疗中，心理治疗也应引起足够的重视。鼓励患者正确面对自己的疾病，树立战胜肿瘤的信心及勇气，始终以积极向上的精神状态配合各种治疗，是晚期癌治疗的一个重要方面。

乳腺癌患者出现锁骨上淋巴转移后应怎样处理？

乳腺癌锁骨上淋巴结转移患者，过去判定为M_1，为远处转移，无手术指征。近来将乳腺癌同侧锁骨上淋巴结转移认为是N_3，局部晚期（Ⅲc期）。在治疗上若排除了骨、肝、肺、脑等处转移时，应当选择先新辅助化疗，后根治手术、放疗、内分泌治疗、中医中药等综合治疗方法。乳腺癌锁骨上淋巴结转移患者应当在进行局部彻底手术治疗之前，都应当结合原发灶和全身情况，选择综合疗法提高患者的生存率。

乳腺癌患者出现肝转移后应怎样处理？

乳腺癌患者肝转移早期常无特异性症状，主要是在随访时行腹部B超或CT检查时发现肝脏转移病灶；一般会随着病情进展出现乏力、消瘦、低热、纳差，以及肝区隐痛、肝大、腹部肿块、腹腔积液、腹胀及疼痛等症状，部分患者会有黄疸。其治疗主要以系统性全身治疗为主，需考虑到不同分子亚型的个体化治疗模式。在全身治疗的基础上合理地应用手术、射频消融等局部治疗手段，会提高肝转移患者的疗效。

乳腺癌患者出现肺转移后应怎样处理？

乳腺癌肺转移患者初期常无症状，当病变广泛或侵犯肺实质时可出现呼吸不畅、咯血、胸痛等。若肺外其他部位无转移，肺内转移灶可以被完全切除者，可考虑肺的楔形切除。对于肺部有多个转移灶或伴有肺外转移者，一般情况较好可做全身化疗，肺对射线的耐受性较差，故放疗以姑息性治疗为主。

乳腺癌患者出现骨转移后应怎样处理？

骨转移是晚期乳腺癌常见的并发症之一。骨转移的主要临床症状是局部疼痛，表现出疼痛部位固定、逐渐加重的特点，晚期可出现病理性骨折。辅助检查有助于早期发现骨转移。放射性核素骨扫描可早于临床症状和X线检查几个月发现骨转移征象。对于晚期乳腺癌合并骨转移导致的剧烈疼痛，给予放射治疗后，约有80%的患者可有症状减轻和消失。发生骨转移后，患者仍然生存数年的病例逐渐增多。因此，即使发现骨转移，如果没有其他重要脏器的转移，经过积极治疗，患者仍然可以带瘤生存。近年来在骨转移的治疗中，主要是抑制骨质破坏，缓解疼痛，防止并发症。双膦酸盐和内分泌治疗效果较好。手术治疗作用在于加固坏骨，避免病理性骨折。

预防保健篇

◆ 乳房保健的重点是什么?

◆ 乳房自我保健的要点是什么?

◆ 什么是乳腺疾病的健康饮食?

◆ 如何进行乳房的自我触诊检查?

◆ 乳腺癌患者手术后如何进行随访?

◆ ……

乳房保健的重点是什么？

在医学研究上虽然总结出乳腺疾病的诸多发病原因，但是归纳起来，占乳腺疾病总类70%以上的都是因内分泌失调、雌激素水平过高导致发病。特别是女性最常见的多发病乳腺增生症和严重危害女性生命的乳腺癌。这一观点是目前全球医学界一致公认的。因此，维持体内雌激素的正常水平是预防乳腺疾病的重点。

乳房自我保健的要点是什么？

良性乳腺病是指乳房部位的炎性疾病、增生性疾病、良性肿瘤及发育异常类疾病等。良性乳腺病虽然不像恶性肿瘤那样会有生命危险，但是仍会给患者带来痛苦，而且如果不及时诊治，疾病继续发展，则给彻底治愈带来一定的难度，其中有些良性疾病还可能转化为恶性病变，如乳腺增生症中的重度上皮增生症、乳腺导管内乳头状瘤病等。因此，患有良性乳腺病的女性应特别注意乳房的自我保健。

（1）患有良性乳腺病目前正在接受各种诊断治疗者，应积极配合医生的治疗，遵照医嘱，按时服药及做各种治疗，并注意休息与精神上的放松，对自己所患的疾病既要给予足够的重视，又不要过分忧虑。

（2）患有良性乳腺病的女性，应该根据自己所患的疾病，采取相应的保健措施。如患有哺乳期急性乳腺炎者，应注意局部的清洁，并将乳汁用吸奶器吸净，必要时还要回奶；患有乳腺增生病的女性，应注意调整自己的情绪和生活节奏，并注意观察自己乳房肿块的变化及自觉症状的变化，随时与医生交流；患有乳腺纤维腺瘤的女性，应注意自我检查，当发现腺瘤有所增大或其他性状有所改变时，需及时到医生处体检，并可考虑在妊娠之前将较大的纤维腺瘤切除，以免生变；患有各种乳房发育异常的女性，应在日常生活中注意自己乳房的特殊性，如需手术应积极配合医生，做好整形手术的生理及心理准备。

（3）既往患有良性乳腺病的女性，如果现在良性乳腺病已基本治愈，不用接受药物或其他治疗了，也不可掉以轻心，应定期自我检查，如发现乳房出现以往患病时的症状或其他新的不适感，应立即看医生，并注意饮食起居中乳房的自我保健。

什么是乳腺疾病的健康饮食？

约有三分之一的癌症发病与饮食有关。食品合理搭配，既可预防癌症，又对疾病有一定辅助治疗作用。

（1）食用菌类：银耳、黑木耳、香菇、猴头菇、茯苓等是天然的生物反应调节剂，能增强人体免疫力，增强身体的抵抗力，有较强的防癌作用。

瑞典和美国科学家最近联合公布的一项研究结果表明，患有厌食症的年轻女性患乳腺癌的危险性比较低。这说明女性早年的热卡摄入情况对后来乳腺癌的形成和发展可能有着较大的作用。

（2）鱼类：黄鱼、甲鱼、泥鳅、带鱼、章鱼、鱿鱼、海参、牡蛎以及海带、海蒿子等，因为它们含有丰富的微量元素，有保护乳腺、抑制癌症生长的作用。

（3）水果：葡萄、猕猴桃、柠檬、草莓、柑橘、无花果等，不仅含有多种维生素，而且含有抗癌和防止致癌物质亚硝基胺合成的物质。

（4）蔬菜：番茄、胡萝卜、菜花、南瓜、大蒜、洋葱、芦笋、黄瓜、丝瓜、萝卜和一些绿叶蔬菜等。

（5）牛奶及其制品：有益于乳腺保健，可以补充钙。

（6）谷类：小麦（面粉）、玉米、大豆及一些杂粮均有利于健康。大麦含有大量的可溶性和不可溶性纤维素。可溶性纤维素可帮助身体对脂肪、胆固醇和碳水化合物的新陈代谢，并降低胆固醇。不可溶性纤维素有助于消化系统的健康，并预防癌症。

（7）坚果：是食物的果仁和果种，含有大量的抗氧化剂，可起到抗癌的作用。

如何进行乳房的自我触诊检查？

乳房自我检查主要是自我触诊。自我了解乳房的健康状况，是早期发现乳房疾病的最有效手段之一。其方法为：

（1）脱掉上衣，直立面对镜子，观察自己的乳房大小、外形有无异常，乳头、乳晕、乳房皮肤的结构有无异常变化。

（2）取仰卧位，用对侧的食指、中指及无名指平放在乳房上检查。在检查乳房外侧时，手臂应放下位于身旁，这样可以发现异常增生及肿块。切忌直立以手指捏拧，以免造成误诊。

（3）平时注意内衣上有无浆液性或血性分泌物污渍，定期自我检查乳头有无溢液。取半坐位，用手沿乳晕和乳头根部，顺时针方向按压，如有溢液时，需了解溢液的性质。

（4）乳房自我检查最好在两次月经之间，每月进行自我检查1次，每半年由医生检查1次。这样可以早期发现乳房肿块，对防治乳腺癌有重要价值。

（5）用左右手交叉触扪腋下及锁骨区淋巴结有无肿大，肿大的淋巴结数目多少，大小如何，可否活动，有无粘连，有无红肿疼痛。不要把妊娠或哺乳期的副乳腺当作淋巴结肿大。

乳腺癌患者手术后如何进行随访？

随访时间：以手术当月为起始时间，术后第一年内每三个月随访一次，第二年和第三年内每半年随访一次，以后每年随访一次，直至终生。

随访门诊：为了保证随访资料的完整性，要求患者（包括外地患者）在上述的随访时间内到乳腺专科门诊随访。随访内容包括：检查手术伤口愈合情况；监督术后化疗、放疗等辅助治疗的实施情况；检查有无复发或转移病灶，并及时治疗；检查对侧乳房；新药、新方案的疗效评估等。若无特殊情况，建议患者自行前来门诊随访，就诊时应有一名家属陪同。

随访信：随访信通常以问卷的形式询问患者术后的辅助治疗情况、健康状况等，希望患者或患者家属收到来信后尽快予以回复，并按信中指定的时间前来随访。若有特殊原因无法前来随访，应当在回信中说明。为便于投寄随访信，希望患者在出院前向医务人员提供准确、有效的联系地址和电话；随访中若地址搬迁，也希望能及时来电或来函告知。

乳腺癌患者能像正常人一样结婚、生育吗？

女性从妊娠、分娩到哺乳，体内内分泌激素会有很大的变化，妊娠早期血浆中的雌激素和肾上腺皮质分泌的激素会明显增加，妊娠中期这些激素水平会下降，后期又会上升；哺乳期催乳素水平则会明显上升。而雌激素、催乳素的变化与乳腺癌的发病有密切的关系。因此，以往认为妊娠哺乳期患乳腺癌，病情发展快，预后亦较差。目前主张乳腺癌患者治疗后最好不要再怀孕和哺乳。

但也有很多研究报道指出，乳腺癌治愈后再妊娠并不影响患者的生存率，也就是说再次妊娠并不增加患者肿瘤复发转移的概率，实际上能有再次妊娠机会的大都是一些早期、预后良好的患者，而预后差的晚期患者，短期内有复发和转移，往往不会有再妊娠的机会。

近年来乳腺癌的发病率有所上升，发病年龄也有年轻化的趋向，对于这一部分年龄较轻的患者，只要病期比较早，治疗较为彻底，结婚和生育并不影响预后，与一般正常生育期的女性一样有生育的机会。所不同的是，由于乳腺癌复发转移通常是在手术后2~3年之内，因此，如果手术后再妊娠，最好是能间隔一段时间，以便观察。对淋巴结没有转移的较早期患者手术后观察3年，而有淋巴结转移的患者最好观察5年以上再考虑妊娠为好。

同时，也要告诉已患乳腺癌的患者经彻底治疗，在身体恢复健康后，完全可以与正常人一样进行正常的家庭生活和夫妻生活，精神上和生理上的正常生活对于防止疾病的复发也是有很大好处的。

怎样预防乳腺癌的复发？

乳腺癌经手术治疗后，由于一些病例的体内可能存在微小亚临床转移癌灶，术后大约半数以上将出现复发或转移。因此，利用一些有关因子作为判断预后的指标来区分其中容易复发或转移的病例，给予全身性辅助治疗，是提高疗效的有效措施。

由于乳腺癌的直接病因到现在仍未明了，引起乳腺癌复发的直接原因也不清楚，那么防止乳腺癌的复发也就存在着一定的困难，也就是说，人们不知道它是怎么引起复发的，也就无法防止其发生复发或阻断其复发的某一环节。尽管如此，人们还是发现了一些与乳腺癌预后具有一定相关性的因素，如肿瘤大小、组织学类型、年龄、乳腺癌临床分期、淋巴结转移情况、激素受体情况等，但这通常都是非人为因素。对于患者而言，乳腺癌手术以后，在正规医院接受系统治疗和监控是防止复发的关键。特别是原发的乳腺癌手术后第一个5年内，只要条件允许，应该在正规医院（最好是原手术医院）坚持做完全套的治疗，而后遵医嘱定期复查。除治疗外，应做些力所能及的身体锻炼，包括气功等传统功法，以强身健体。此外，还应改掉一些不良生活习惯，如吸烟、酗酒、高脂肪饮食等。相信只要抱定积极乐观的生活态度，顽强地与癌症斗争，定会取得胜利。

怎样安排乳腺癌患者的饮食起居？

安排好乳腺癌患者的饮食起居，对于患者的康复意义重大。因此，在对乳腺癌患者进行治疗时，医生有责任向患者及家属讲述有关乳腺癌患者日常调养的知识；在对乳腺癌患者进行家庭护理时，家属有责任安排好患者的饮食起居。大家应共同努力，帮助乳腺癌患者尽快康复，减少复发及转移机会。

在患者治疗间歇回家调养期间，家属应根据患者的身体状况及对治疗的反应做好安排。如果患者术后身体十分虚弱，加之放疗、化疗后的毒副反应严重，则应以卧床静养为主，先不要急于起来活动，饮食上应予比较容易消化的、合患者口味的、富含各种维生素及微量元素的食物，少食油腻的食物；如果患者术后一般状况尚好，但放疗、化疗后出现骨髓抑制，即血细胞明显减少时，应尽量减少外出，避免与感冒患者接触，减少发生各种感染的机会，如血小板显著下降，还应避免外伤，避免各种出血倾向；如果患者放疗、化疗后出现厌食、恶心、呕吐等消化道反应，则应安排少食多餐，予清淡可口食物，吞咽时小口细嚼慢咽，餐后不要平躺，宜半坐卧位，不宜立即活动。

对于晚期乳腺癌患者的日常调养及护理，下面我们将另有专题介绍。

需要提醒注意的是，在对患者的家庭护理及调养过程中，如果发现患者病情有变化，精神较差，经细心照料、护理亦无好转，且有进一步加重趋势时，应及时到医院就诊，以采取相应的治疗措施，避免在家中发生意外。

如何对乳腺癌患者进行术后护理？

乳腺癌患者一经确诊，只要尚有手术机会，应立即手术治疗。手术本身是否成功对乳腺癌的预后起关键作用，而术后科学、细致的护理，则有利于监测术后的病情变化，便于及时处理术后出现的各种问题，而且有助于患者在术后尽快恢复体力，减少发生各种术后并发症的机会。

患者结束手术，平安离开手术室后，术后护理工作即已开始。麻醉清醒后，即取平卧位，患肢三角巾悬固。术后24小时内，限制活动范围。术后应密切注意观察患者的血压、脉搏、呼吸、体温等生命体征的变化，观察手术创口的出血及渗血情况，应及时予以适当的处理。如果术后的最初几天内出现低热、创口疼痛，通常是手术创伤所致，是正常现象，可不予处理，或予对症治疗。如果术后一般状况良好，则可以适当活动，有利于创口的愈合，减少术后并发症的出现，并能尽早恢复正常生活。术后为了防止患侧上肢淋巴水肿，则应及时进行患侧的上肢锻炼，术后7天之内，嘱患者禁止肩关节外展活动，尤其是在起床活动时，以免过度牵拉伤口，造成皮下积液。术后一周，或拔除引流管后，可逐步锻炼，如患侧手臂上举、外展、内外旋及前后左右摆动等。锻炼需循序渐进，不可急于求成，不可强力为之，不可时断时续。这些锻炼要坚持到术后6个月。

在乳腺癌患者术后护理中，还需强调心理护理。乳腺癌不同于其他癌症，诊断无法向患者隐瞒。术后多数患者失去了一侧乳房，且尚不知术后预后如何，患者的心情是可想而知的。应注意观察其情绪变化，发现异常及时开导、劝解，鼓励患者勇敢地面对现实。对于比较敏感的患者，则应避免过多地在其面前分析病情，以免其多疑多虑。避免对患者的一切精神刺激，保证其充足的睡眠和良好的精神状态，以饱满的斗志去战胜疾病。

如何对晚期乳腺癌患者进行护理？

晚期乳腺癌患者，即指那些临床Ⅲ期以上的、不可手术的病例；或术后发生多处淋巴转移，或随血行发生骨骼及远端脏器转移的病例；或术后发生肿瘤复发的病例。这些患者一般预后较差，时日无多，其中有些已经发生恶病质，有多个脏器衰竭的表现。因此，晚期乳腺癌患者具有特殊的心理和社会需求。

面对晚期乳腺癌的患者，医护人员及家属都有一种回天无术的无奈，也都有一种发自内心的同情和责任感。晚期乳腺癌患者，怀有强烈的求生愿望，他们仍然积极追求和向往美好的生活，医护人员应紧紧抓住患者这种特有的心理特点，及时给予支持和鼓励。一方面，应不放弃每一点希望及曙光，继续进行适当的、积极的治疗；另一方面，一切治疗及护理手段均应以尽可能地减少患者的痛苦为基本原则。如果患者以衰竭的表现为主，则应精心地进行常规护理，避免其生褥疮；如果患者以剧烈疼痛的表现为主，应予强力镇痛剂，如麻醉药，以减少其痛苦。在患者进入最后的弥留之前，应尽量满足其愿望，令其心满意足地离开人世，而不致留下巨大遗憾。

作为一名乳腺癌患者家属应当注意些什么？

得知自己的亲人患了乳腺癌以后，不能只是难受、痛苦，而是应该保持清醒的头脑，抓紧时间，首先积极诊治疾病。应选择较大的综合医院或正规的专科医院，进行有关检查。在诊断明确，决定下一步治疗方案时，只要条件尚允许，即乳腺癌病期还不算太晚，就应该采取最积极的手段，即手术治疗。因为乳房是位于体表的器官，手术完全切除肿瘤的机会比其他内脏器官相对要多一些，因此，只要还能手术，一定要争取手术切除。术后应鼓励患者坚持做完放疗、化疗或内分泌治疗，可服用中药或配合其他传统医学疗法，扶正祛邪，争取彻底治愈癌症。不要迷信有些不实的宣传，相信科学比企盼出现奇迹更现实，也更可靠。应能够很好地控制自己的情绪，用积极向上的情绪影响患者，鼓励她与疾病作斗争，用乐观的态度去面对现实。

什么是乳腺癌的三级预防？

由于乳腺癌的病因及有关的危险因素很难控制和改变，因此乳腺癌的个体化预防是相对困难的，目前的预防策略主要为三级预防。

（1）一级预防：即病因预防，通过改变生活方式，减少脂肪的摄入，适量增加运动，控制体重，减少酒精摄入，高危人群的化学预防，乳腺预防性切除等。

（2）二级预防：即肿瘤一旦形成，如何早期发现、早期诊断、早期治疗，提高生存率，降低死亡率。对于乳腺癌而言，三合一检查法（即所有女性每月进行一次自我乳腺检查；每年进行一次临床乳腺检查；40岁以下女性每1~3年进行一次乳腺B超检查，而40岁以上女性每1~3年进行一次乳腺钼靶X线检查）可以有效发现早期乳腺癌。

（3）三级预防：诊断为乳腺癌后，及时进行规范有效的治疗，减少死亡率，延长存活期，提高生命质量。